Théophile Gallard

De l'avortement au point de vue médico-légal

Elibron Classics
www.elibron.com

Elibron Classics series.

ISBN 0-543-69491-7 (paperback)
ISBN 0-543-69490-9 (hardcover)

This Elibron Classics Replica Edition is an unabridged facsimile of the edition published in 1878 by J.-B.Baillière, Paris.

DE L'AVORTEMENT

AU POINT DE VUE

MÉDICO-LÉGAL

PRINCIPALES PUBLICATIONS DE L'AUTEUR

Clinique médicale de la Pitié. Paris, 1877, 1 vol. in-8° de XLIV-625 pages avec 25 figures.
Leçons cliniques sur les maladies des femmes. 2e édition, Paris, 1878, 1 vol. in-8, 800 pages avec 100 figures.
Des déviations utérines et de leur traitement. Leçons faites par Valleix à la Pitié. (*Union medicale*, 1852.)
Du phlegmon péri-utérin, 1855.
Des hématocèles péri-utérines (causes, siége, traitement). 1855.
Des hématocèles péri-utérines spontanées. 1860.
Etudes sur les maladies des femmes en couches. Qu'est-ce que la fièvre puerpérale? 1857.
The cyclopedia of practical surgery de Costello. London, 1864. Art. UTÉRUS.
Des applications topiques de teinture d'iode sur le col de l'utérus, 1865.
Maladies des femmes: Considérations historiques. (*Union medicale*, 1870.)
De l'opération césarienne après la mort des femmes enceintes, 1860.
Traitement de la métrite interne. (*Annales de Gynecologie*, 1876.)
De la revaccination, 1853, 1858.
Mémoire sur l'emphysème pulmonaire étudié dans ses rapports avec les autres affections du poumon, et plus spécialement avec les tubercules. (*Archives generales de medecine*, août 1854.)
Coagulations sanguines intravasculaires de l'artère pulmonaire, 1855.
Sur les signes fournis par la percussion et l'auscultation dans la pleurésie. 1857.
Comptes-rendus annuels du service médical de la Compagnie du chemin de fer d'Orléans (7 fascicules in-4°, avec tableaux statistiques, 1858-1865.)
De l'influence exercée par les chemins de fer sur l'hygiène publique. (*Comptes-rendus de l'Academie des sciences* 1862.)
De l'anévrysme artérioso-veineux de l'aorte ascendante et de la veine cave supérieure, 1865.
Note scientifique sur la doctrine dite homœopathique, 1858.
Le microscope: ce qu'il a promis, ce qu'il a donné, 1859.
Deux cas de cancer du poumon et un cas de kyste hydatique de la plèvre. (Communications à la Société médicale des hôpitaux, 1860.)
Discours sur la thoracentèse. (*Union medicale*, 26 avril 1864.)
Etudes sur les hôpitaux, 1863.
La pustule maligne peut-elle se développer spontanément dans l'espèce humaine? (*Bulletin de l'Academie de medecine*, t. XXIX, 1864, p. 345 et 956.)
Aération, ventilation et chauffage des salles de malades dans les hôpitaux. (*Bulletin de l'Academie de medecine*. 1865, t. XXX, p. 483, et *Union medicale*, 1863.)
Empoisonnement par la strychnine. (*Bull. de l'Acad. de méd.* 17 sept. et 7 oct. 1862 et *Annales d'Hygiene*, 1865, t. XXIII, p. 368.)
La gymnastique et les exercices corporels dans les lycées. (*Annales d'Hygiene*, 1869, t. XXXI, p. 40. et *Bull. de l'Acad. de med.*, 1868, t. XXXIII, p. 702.)
Applications hygiéniques des différents procédés de chauffage et de ventilation. (*Annales d'Hygiene*, 1868, t. XXX, p. 74.)
Notions d'hygiène à l'usage des instituteurs primaires. Paris, 1868.
Nouveau dictionnaire de medecine et de chirurgie pratiques. Paris, 1867, t. VII, art. CHAUFFAGE; 1868, t. IX, art. CONSANGUINITÉ et CONTAGION; 1870, t. XII, art. ÉCLAIRAGE.
Notes et observations de médecine légale et d'hygiène, 1875.
De l'exercice simultané de la médecine et de la pharmacie. Rapport approuvé par l'Association générale de prévoyance et de secours mutuels des médecins de France. (*Annuaire de l'Association des medecins de France*, p. 118.)
Deux faits de médecine légale relatifs à l'exercice de la médecine. Paris, 1877.
Malades et blessés de l'armée de la Loire. Services médicaux supplémentaires créés pendant la guerre. (*Union medicale*, juin et juillet 1871.)

DE

L'AVORTEMENT

AU POINT DE VUE

MÉDICO-LÉGAL

PAR

T. GALLARD

Médecin de l'Hôpital de la Pitié,
Secrétaire général de la Société de médecine légale de France,
Officier de l'ordre de la Légion d'honneur, etc.

PARIS
LIBRAIRIE J.-B. BAILLIÈRE ET FILS
19, rue Hautefeuille, près du boulevard St-Germain

1878

Extrait des Annales de Gynecologie
1878.

L'enseignement le plus varié et le plus fécond est certainement celui de la CLINIQUE, car il permet d'aborder, d'une façon pratique, toutes les questions qui se rattachent, par un point quelconque, à l'exercice professionnel de la médecine et de la chirurgie.

Ce n'est pas seulement la pathologie, c'est aussi la thérapeutique, souvent l'hygiène et parfois même la médecine légale que l'on peut étudier fructueusement au lit du malade. J'ai pris l'habitude de faire profiter mes élèves de toutes les occasions, qui se présentent à moi, d'attirer leur attention sur chacune de ces parties de la science médicale, et c'est pourquoi mes LEÇONS DE CLINIQUE MÉDICALE sont souvent consacrées à des questions plus particulièrement afférentes soit à l'*Hygiène*, soit à la *Médecine légale*.

Pour ces dernières j'ai pu mettre à profit, en même temps que mes observations de l'hôpital, les faits beaucoup plus nombreux et surtout plus instructifs, qu'il m'a été permis de recueillir dans les expertises dont j'ai eu l'honneur d'être chargé par la justice. Quelques-unes de ces leçons ont été déjà publiées, d'autres le seront plus tard ; je donne aujourd'hui celles qui se rapportent à l'*avortement*, ce crime si odieux, si fréquent de nos jours, et qui, malheureusement, échappe si souvent à l'action de la justice. La meilleure manière d'obtenir sa répression, c'est d'habituer les médecins experts à le reconnaître, quelle que soit l'habileté avec laquelle les coupables cherchent à le dissimuler. C'est ce à quoi j'ai consacré particulièrement mes soins, en exposant, aussi méthodiquement que possible, tous les signes indiqués par les auteurs qui ont traité ce sujet avant moi.

A côté de ces signes, déjà connus, j'ai eu occasion d'en remarquer deux autres, qui me paraissent également dignes d'attention. Ce sont : d'une part, les ecchymoses que l'on rencontre au fond du vagin, à la suite d'un traumatisme exercé dans cette région ; d'autre part, la déchirure des membranes de l'œuf dans les avortements qui ont lieu avant la fin du troisième mois de la grossesse. — On verra dans quelles circonstances j'ai eu occasion d'observer ces deux signes et qu'elle importance je crois devoir leur attribuer. J'attire tout particulièrement sur eux l'attention de mes lecteurs, en les priant de recueillir avec soin et de publier ou d'avoir la bonté de me communiquer tous les faits de leur pratique qui pourront permettre d'en fixer définitivement la véritable valeur médico-légale.

T. Gallard.

Paris, le 20 janvier 1878.

TABLE DES MATIÈRES

INTRODUCTION 3

QUESTIONS PRÉLIMINAIRES. — DROIT ET JURISPRUDENCE 6

Conditions dans lesquelles se produit l'avortement criminel 13

MOYENS EMPLOYÉS POUR PRATIQUER L'AVORTEMENT 18

I. — Substances abortives 19
II. — Moyens indirects 22
III. — Manœuvres directes 28

CARACTÈRES DISTINCTIFS DE L'AVORTEMENT CRIMINEL 39

I. — Symptômes de l'avortement provoqué, leur évolution 40
II. — Accidents consécutifs 44

CONDITIONS DE L'EXPERTISE 47

I. — Autopsie de la mère 48
II. — Autopsie du fœtus. Comparaison des lésions qu'il présente avec celles qui existent sur le corps de la mère 78
III. — Examen de la femme vivante 92
IV. — Examen du produit expulsé 98

APPENDICE. — Relation médico-légale d'un cas d'avortement suivi de mort, attribué à une sage-femme ; acquittement de l'accusée 117

DE L'AVORTEMENT

AU POINT DE VUE MÉDICO-LÉGAL

Messieurs,

Nous venons d'avoir à soigner, presque simultanément, dans notre salle du Rosaire, trois femmes : dont l'une nous a déclaré s'être soumise volontairement à des manœuvres qui devaient avoir pour résultat de la faire avorter, dans le cas où elle se serait réellement trouvée enceinte, comme elle le craignait ; dont les deux autres ont fait des fausses couches, dans des circonstances qui ont besoin d'être étudiées de très-près pour qu'il soit possible de déterminer si ces deux avortements ont été naturels ou provoqués.

L'examen de ces trois faits devant me conduire forcément à traiter devant vous un certain nombre de questions relatives à l'avortement, envisagé au point de vue médico-légal, je me trouve suffisamment autorisé par l'importance même du sujet à lui donner tous les développements qu'il comporte. C'est pourquoi, ne m'en tenant pas aux seuls faits dont les observations se sont déroulées sous vos yeux, je me propose de vous faire profiter des enseignements qui m'ont été fournis par les cas, plus nombreux et plus instructifs, recueillis dans les expertises qui m'ont été confiées par la justice. J'aurai soin, du reste, de rapprocher mes observations personnelles de celle des divers auteurs qui ont écrit sur la matière, afin de tirer de cette étude toutes les conclusions pratiques qui en pourront être logiquement déduites.

QUESTIONS PRÉLIMINAIRES. — DROIT ET JURISPRUDENCE.

L'avortement est un crime que la loi punit sans le définir, comme elle le fait pour certains autres. Ainsi, après nous avoir dit ce qu'est le meurtre (art. 295), ce qu'est l'assassinat (art. 296), ce qu'est l'empoisonnement (art. 301) et même ce qu'est l'infanticide (art. 300), le Code pénal reste muet sur la qualification qu'il convient de donner au mot *avortement* et se borne à édicter les peines qui lui sont applicables, dans son article 317 dont je vous ferai connaître le texte dans un instant.

Il faut donc chercher ailleurs la définition de cet acte que la loi pénale entend réprimer; et, de toutes les définitions proposées, je n'en trouve pas de meilleure ni de plus complète que celle qui a été donnée par M. Tardieu dans ces termes :

« En médecine légale, on doit comprendre sous la qualification d'*avortement*, l'expulsion prématurée et violemment provoquée du produit de la conception, indépendamment de toutes les circonstances d'âge, de viabilité et même de formation régulière » (1).

C'est avec raison que cette définition exclut toute idée d'âge ou de viabilité du produit de la conception et nous débarrasse de ces discussions, parfaitement oiseuses, qui ont été soulevées jadis, relativement à la détermination de l'époque à laquelle le fœtus doit être considéré comme ayant une vie

(1) Tardieu, *Etude médico-légale sur l'avortement*, 3e édition, 1868, p. 4.

qui lui soit propre. Notre loi actuelle n'a pas de ces préoccupations. Elle punit le fait de l'avortement quelle que soit l'époque de la vie intra-utérine à laquelle il se produit; à dater même de la première heure qui suit la conception, si une circonstance quelconque permet qu'il lui soit possible de le saisir à une période aussi peu avancée. Ce n'est pas à dire pour cela que le médecin légiste doive se désintéresser de toutes les considérations relatives à l'âge du fœtus, à sa viabilité, à l'état plus ou moins parfait ou défectueux de sa conformation; ce sont là autant de considérations importantes qu'il est de son devoir de signaler dans son rapport, car elles doivent avoir une influence prépondérante sur l'esprit du juge appelé à constater la criminalité du fait et à faire application plus ou moins sévère de la peine par laquelle il convient de le punir. Mais ces considérations, si essentielles qu'elles puissent être, ne doivent occuper qu'un rang pour ainsi dire secondaire dans l'appréciation de l'acte incriminé, lequel est dominé par ce fait de l'interruption violente et prématurée du cours régulier de la grossesse.

C'est pourquoi, sans doute, les auteurs du Code pénal ont tenu à éviter tout ce qui aurait pu ouvrir la porte à des discussions qui dans d'autres temps n'avaient servi qu'à entraver l'action de la justice; aussi ont-ils adopté ces termes si généraux, de l'article 317 du Code pénal, dans lequel il est dit :

« Quiconque, par aliments, breuvages, médicaments, violences, ou par tout autre moyen, aura pratiqué l'avortement d'une femme enceinte, soit qu'elle y ait consenti ou non, sera puni de la réclusion.

« La même peine sera prononcée contre la femme qui se sera procuré l'avortement à elle-même ou qui aura consenti à faire usage des moyens à elle indiqués ou administrés à cet effet, si l'avortement s'en est suivi.

« Les médecins, chirurgiens, et autres officiers de santé, ainsi que les pharmaciens, qui auront indiqué ou administré ces moyens, seront condamnés à la peine des travaux forcés à temps, dans le cas où l'avortement aurait eu lieu. »

Le crime d'avortement ainsi envisagé de la façon la plus générale comporte donc, d'après ce texte de loi, trois pénalités différentes suivant la qualité de la personne qui l'a commis. Une première peine, la réclusion, est prononcée contre « *quiconque* aura procuré l'avortement d'une femme enceinte. » Cette peine est applicable non-seulement à celui qui aura provoqué l'avortement, mais aussi à celui qui aura essayé de le provoquer, alors même que le résultat n'aurait pas été obtenu et cela en vertu d'un principe consacré par l'article 2 du même Code pénal, d'après lequel :

« Toute tentative de crime qui aura été manifestée par un commencement d'exécution, si elle n'a été suspendue ou si elle n'a manqué son effet que par des circonstances indépendantes de la volonté de son auteur, est considérée comme le crime lui-même. »

Seulement le § 2 de l'art. 317 établit une dérogation, expresse et tout à fait spéciale, à cet article, en faveur de la femme qui aura consenti à faire usage des moyens destinés à la faire avorter, puisqu'il établit que, tout en étant passible de la même peine, si l'avortement a eu lieu, elle ne sera pas condamnée si la tentative n'a pas été suivie d'effet. Cette exception à la règle commune peut avoir pour résultat heureux d'empêcher une femme de renouveler, plus tard, des tentatives criminelles demeurées infructueuses par suite de circonstances indépendantes de sa volonté. Elle s'explique aussi très-bien par le désir qu'à eu le législateur d'atténuer, en partie, la sévérité dont il venait de faire preuve à l'égard des malheureuses dont la vie est si souvent compromise par les manœuvres auxquelles elles s'abandonnent, et que l'ancienne loi exemptait de toute poursuite, les considérant plutôt comme victimes que comme auteurs du crime auquel elles avaient participé.

Certains jurisconsultes ont pensé que le bénéfice de cette exception devait également profiter à la troisième catégorie de personnes visées par la loi, comme pouvant pratiquer des avortements, c'est-à-dire aux médecins, chirurgiens et autres officiers de santé, et ils se sont fondés sur ce que, après avoir prononcé contre ces derniers une peine plus forte, celle des travaux forcés, la loi décide que cette peine ne sera *appliquée que dans le cas où l'avortement aurait eu lieu.*

Mais une telle interprétation de ce paragraphe ne peut pas être admise, et elle a été, avec juste raison, repoussée par la Cour de cassation.

Outre que les restrictions et les exceptions sont de droit étroit et ne sauraient être étendues par voie d'induction, il est bien évident que le législateur en rédigeant les paragraphes 2 et 3 de l'art. 317 a eu en vue deux buts fort différents : faire acte de clémence en faveur de la femme ; faire, ou contraire, acte de sévérité plus grande contre les individus qui abuseraient de leurs connaissances spéciales pour commettre le crime d'avortement. Seulement, il a voulu n'exercer cette sévérité plus grande que dans le cas où le crime aurait été consommé, laissant la répression de la tentative non suivie d'effet, punie de la même peine, que cette tentative fût faite par un individu appartenant à la profession médicale ou par toute autre personne.

D'où il résulte que, en vertu de l'art. 317 du Code pénal, trois catégories de peasonnes peuvent être poursuivies comme coupables du crime d'avortement et encourir des pénalités différentes. Ces trois catégories de personnes sont : 1° des individus quelconques ; 2° la femme elle-même ; 3° les médecins, chirurgiens et autres officiers de santé, parmi lesquels il convient de comprendre les sages-femmes et les pharmaciens.

La femme ne sera pas condamnée si l'action criminelle s'est bornée à une simple tentative non suivie d'effet ; mais les autres auteurs de cette simple tentative seront punis de la reclusion qu'ils appartiennent ou non à la profession médicale.

Si l'avortement a eu lieu la femme sera punie de la réclusion et il en sera de même de ceux de ces complices qui n'appartiendront pas à la profession médicale, tandis que ces derniers seront punis des travaux forcés à temps.

Telle est la jurisprudence ; elle se conforme à l'esprit aussi bien qu'au texte de la loi.

Parmi les tentatives d'avortement criminel non suivies d'effet et punissables en vertu de l'art. 317 du Code pénal, doit-on ranger celles exercées sur une femme qui ne serait pas réellement enceinte? Je ne le pense pas, mais, comme ces tentatives ne sont jamais innocentes et qu'elles entraînent toujours un certain désordre dans la santé de la femme qui en a été l'objet, elles peuvent très-bien être considérées comme des blessures volontaires punissables de la réclusion, en vertu de l'art. 309, si elles ont entraîné une incapacité de travail de plus de vingt jours. C'est dans ce cas que se trouvait notre jeune femme du n° 3 de la salle du Rosaire qui, après un simple retard de huit jours dans l'apparition de ses règles, et craignant d'être enceinte, est allée réclamer l'office d'une matrone, laquelle, agissant sur sa matrice au moyen d'un instrument quelconque, a d'abord provoqué l'écoulement sanguin attendu, et, du même coup, déterminé une métrite pour laquelle nous avons soigné cette femme pendant plus d'un mois.

Je ne suis pas sûr qu'elle fût enceinte et je ne pourrais dire si elle a fait ou non un avortement, mais ce dont je suis parfaitement certain, et ce que je puis affirmer, sans la moindre réserve, c'est que les manœuvres abortives exercées sur sa personnes lui ont causé une maladie, dont la guérison se fera encore longtemps attendre.

C'est là un côté de la question sur lequel je ne puis pas m'étendre plus longuement, mais que je ne devais pas passer sous silence.

Je n'aborderai pas devant vous, Messieurs, cette autre question purement juridique, qui a été également agitée, de savoir si l'auteur de violences exercées sur une femme enceinte, sans intention de la faire avorter, est passible des peines édictées par l'art. 317, si l'avortement s'est produit à la suite des coups et blessures portées volontairement par lui. C'est une question dont le médecin expert n'a pas à connaître, quoiqu'il ne puisse cependant pas se dispenser de signaler le fait dans son rapport, et d'établir la corrélation qui peut exister entre les sévices exercés sur la femme enceinte et l'avortement qui s'en est suivi.

Mais si cette question de droit pur ne nous touche pas, il en est une autre qui nous intéresse très-vivement, au point de vue de l'exercice de notre profession ; c'est de savoir si la peine prononcée contre « quiconque par aliments, breuvages, médica-« ments, violence *ou par tout autre moyen* aura provoqué l'avor-« tement d'une femme enceinte, » peut atteindre le médecin dont le traitement, soit par suite de circonstances accidentelles et indépendantes de sa volonté, soit par une intervention voulue et intentionnellement dirigée dans ce sens, aura provoqué l'avortement de la malade confiée à ses soins. Malgré les nombreuses controverses auxquelles elle a donné lieu, cette question a toujours été résolue par les magistrats de la façon la plus conforme aux règles du bon sens le plus simple et le plus élémentaire.

Il n'est pas douteux que certaines médications énergiques dirigées contre une maladie grave dont une femme est atteinte pendant sa grossesse peuvent avoir pour effet, possible et même probable, d'interrompre violemment le cours de cette grossesse et de déterminer un avortement; mais la possibilité de cet accident n'est pas une raison suffisante pour faire renoncer, de parti pris, au traitement qui peut amener la guérison de la maladie dont cette femme est affectée. Alors même que cet accident se produirait, on pourrait être en droit de se demander s'il n'a pas été causé par la maladie elle-même plutôt que par les agents médicamenteux employés. Dans tous les cas, en présence du danger que court la femme enceinte, un devoir s'impose avant tout au médecin, c'est d'aller au plus pressé en faisant tout ce qui est nécessaire pour sauver la vie de cette femme, ce qui est, en réalité, le seul moyen de sauvegarder celle de l'enfant qu'elle porte dans son sein. Dans ces cas, le médecin est à l'abri non-seulement de toutes poursuites, mais même de tout reproche. Il ne pourrait encourir une responsabilité quelconque que si la médication abortive avait été employée hors de propos et sans aucune nécessité; mais, même dans ce cas, s'il était bien établi qu'il n'a pas eu l'*intention arrêtée et formelle* de provoquer l'avortement, il ne saurait être recherché pour ce fait, et l'action dirigée contre lui devrait se borner à une simple réparation civile, laquelle n'est prononcée par les tribunaux que dans les cas où il y a véritablement *faute lourde.*

En ce qui concerne l'avortement pratiqué, par un médecin ou un chirurgien, dans le but de sauver la femme dont l'existence est sérieusement menacée et compromise, par le fait même de la grossesse, c'est là une de ces opérations pénibles et douloureuses qui ne sauraient être interdites à l'homme de l'art. Seulement il faut qu'il ne s'y décide qu'à bon escient et qu'il ait soin, lorsqu'il la pratique, de se mettre dans des conditions telles qu'il ne puisse être soupçonné d'avoir cherché à abriter un crime derrière l'immunité que lui confère l'exercice de sa profession. Cela est d'autant plus indispensable que, malheureusement, on a pu voir des membres indignes de la profession médicale profiter de leurs connaissances pour se livrer à la pratique des avortements et chercher ensuite à se défendre de toute intention criminelle, — quand il ne leur était plus possible de nier leur intervention, — en disant que cette intervention avait été justifiée par des considérations purement médicales. Il y a là, Messieurs, une difficulté dont Paul Dubois a donné la solution d'une façon magistrale, en traçant, avec la légitime autorité qui s'attachait à sa parole, la ligne de démarcation qui sépare l'avortement criminel de l'avortement chirurgical, provoqué honnêtement, par un praticien consciencieux, accomplissant un des actes les plus importants de son honorable profession.

« L'avortement prévu et puni par le Code, l'avortement crimi-
« nel, est un acte secret, coupable dans la pensée de celui qui
« l'exécute comme dans celle de la femme qui le sollicite ou le
« souffre; l'avortement provoqué par l'art, au contraire, est
« une opération accomplie au grand jour, une opération qui ne
« peut blesser ni la conscience de celui qui l'exécute, ni celle
« de la femme qui s'y soumet, une opération enfin qui a pour
« but d'éviter un mal plus grand, de conserver l'une des exis-
« tences compromises, celle assurément qui est la plus pré-
« cieuse. »

Pénétrez-vous, Messieurs, de ces sages paroles, si jamais les hasards de votre pratique vous mettent dans la douloureuse nécessité de recourir à cette redoutable opération ; et vous verrez que l'opinion des magistrats comme celle du public sera d'accord avec votre conscience et avec la déclaration de Paul Dubois pour proclamer hautement que « l'article 317 relatif à l'avorte- « ment criminel ne saurait s'appliquer à l'avortement provoqué « dans l'exercice régulier de l'art des accouchements. » Rappelez-vous, surtout, que la meilleure manière de vous mettre à l'abri contre tout soupçon, est de ne jamais assumer seul la responsabilité d'une telle opération et de ne la pratiquer qu'après avoir pris l'avis d'un ou de plusieurs confrères honorables et instruits.

CONDITIONS DANS LESQUELLES SE PRODUIT L'AVORTEMENT CRIMINEL.

Les statistiques que vous trouvez reproduites dans les ouvrages classiques ne peuvent vous donner aucune idée de la fréquence du crime qui nous occupe, par cette raison toute simple qu'elles ne peuvent comprendre que les affaires soumises à la juridiction criminelle.

Or, vous devez savoir que non-seulement bien des avortements criminels échappent à l'action de la justice, mais encore parmi ceux qui lui sont déférés, un trop grand nombre, le plus grand nombre même, ne vont pas jusqu'à l'audience de la cour d'assises ; soit que, le crime étant patent, les auteurs en restent inconnus, soit qu'il n'ait pas été possible de réunir contre eux des preuves suffisantes pour les empêcher de se soustraire à la condamnation méritée. — Dans ces conditions, les magistrats hésitent à poursuivre, tout en étant convaincus de la culpabilité des individus qu'ils font bénéficier d'une ordonnance de non-lieu, et seulement parce qu'ils ne croient pas être en mesure de faire passer la conviction qui les anime dans l'esprit du jury, dont la bienveillance est souvent extrême, surtout lorsqu'il n'a devant lui d'autre accusé que la femme qui s'est fait avorter. — Il est si facile alors de faire appel à des sentiments d'indulgence et de commiseration en présentant comme un péché pardonnable, plutôt que comme un crime, l'acte auquel cette femme s'est abandonnée, car dans l'immense majorité des cas, elle l'a plutôt subi qu'accompli elle-même, aussi est on toujours enclin à l'acquitter, surtout si elle comparaît seule.

On l'acquitte même souvent, lorsqu'elle est entourée de ses complices, de ceux dont les excitations ou les perfides conseils, les menaces même l'ont décidée à prendre la résolution de se faire avorter, de ceux qui lui ont fourni les moyens de se procurer l'avortement ou se sont livrés sur sa personne aux manœuvres nécesaires pour le produire, et on a raison de se montrer plus sévère pour ces complices sans l'intervention desquels le crime ne pourrait pas se commettre. C'est pourquoi vous voyez dans la plupart des affaires jugées par les cours d'assises, comparaître simultanément plusieurs accusés, parmi lesquels figurent souvent un certain nombre d'hommes. Ces hommes sont, ou les auteurs de la grossesse qu'ils ont eu intérêt à empêcher d'arriver à son terme, ou des individus appartenant, de près ou de loin, à la profession médicale, qui ont fourni les moyens de provoquer l'avortement. — Dans ce nombre il a pu se rencontrer même des docteurs en médecine, mais le fait est heureusement assez rare, et on y trouve le plus souvent des déclassés de la profession qui, pour la plupart, ne sont munis d'aucun diplôme régulier. — Ce n'est, du reste, pas par des hommes que les pratiques abortives sont le plus habituellement accomplies, ce sont généralement des femmes, trop souvent des sages-femmes ou des matrones ayant quelques notions relatives à l'art des accouchements, qui constituent le plus grand nombre des individus compromis dans les faits d'avortement. — Il y en a pour qui l'avortement est devenu une véritable industrie; elles en font pour ainsi dire métier, et lorsque la justice les découvre, on est effrayé du grand nombre de crimes dont elles ont pu se rendre coupables.

Quand elles comparaissent devant la cour d'assises elles sont toujours accompagnées d'un certain nombre des malheureuses qui ont été leurs victimes en même temps que leurs complices; mais c'est sur elles que doit se concentrer tout l'effort de l'accusation, car c'est en les atteignant que l'on peut espérer voir restreindre, sinon supprimer tout à fait, les actes criminels auxquels elles se livrent.

On ne peut donc pas établir la fréquence de ces actes d'après le nombre des affaires jugées chaque année, puisque tant de circonstances peuvent influer sur le chiffre des poursuites exercées par les parquets, et que ce chiffre des poursuites est loin de représenter exactement le nombre des faits qui sont portés à leur connaissance.

C'est ainsi que dans l'espace de deux ans j'ai été appelé à donner mon avis, comme expert, dans 22 affaires d'avortement sur lesquelles des instructions ont été commencées par la justice, et que, de ces 22 affaires, 5 seulement sont venues jusqu'à la cour d'assises, quoique dans 20 ont ait pu acquérir la conviction, sinon la certitude absolue, qu'il y avait eu avortement et avortement criminel.

Si modeste que soit ce chiffre, il vous prouve d'abord que la proportion des cas d'avortements connus par la justice n'est nullement en rapport avec le nombre de ceux qu'elle poursuit. Puis il vous montre qu'il n'est pas possible d'établir le moindre rapport entre le nombre des cas connus de la justice, — poursuivis ou non, — et le total de ceux qu'elle ignore; vous pouvez facilement vous en convaincre en supputant, d'après les seuls renseignements recueillis dans nos salles, combien sont multipliés les avortements provoqués qui doivent nécessairement lui échapper.

Remarquez, en effet, combien de femmes, parmi celles que nous soignons pour des maladies de matrice, se sont livrées, à des époques plus ou moins éloignées, à des manœuvres abortives. Les unes l'avouent sans hésitation et avec un véritable cynisme, les autres nous le laissent deviner, en nous fournissant des renseignements qui ne peuvent laisser aucun doute dans notre esprit, à cet égard. Les unes en petit nombre sont des jeunes filles égarées, qui veulent faire disparaître les traces d'une première faute; les autres des femmes de mauvaise vie, qu'une grossesse régulière éloignerait trop longtemps de leurs habitudes de libertinage; quelques-unes, des femmes mariées, qui redoutent les douleurs de l'enfantement ou qui, d'accord avec leurs maris, ne voient que ce moyen de s'opposer à l'accroissement trop rapide de leur famille. Jugez, d'après leur nombre plutôt que d'après les chiffres officiels de la statistique judiciaire, de l'excessive fréquence des avortements criminels, et vous comprendrez combien M. Tardieu a eu raison de dire que « ce crime est de tous, celui dont le médecin doit avoir plus à cœur d'aider la poursuite » (1), et combien, stimulés par l'exemple que nous a donné ce maître éminent, nous devons, après lui, nous efforcer de montrer que la médecine légale est en possession de fournir à la répression de ce crime si fréquent et si souvent impuni, des moyens beaucoup plus nombreux et beaucoup plus sûrs qu'on ne l'avait cru jusqu'ici.

Une autre erreur de la statistique qui vous est fournie serait de vous faire croire que le plus grand nombre des avortements criminels se produisent entre le 3e et le 6e mois de la grossesse.

Déjà Orfila (2) avait dit : « Il est excessivement rare que le médecin soit appelé par les tribunaux pour décider si l'avortement a eu lieu avant le troisième mois, » et dans l'excellent Manuel de Briand et Chaudé (2), il est également noté que l'avortement criminel a lieu le plus souvent à une époque avancée de la grossesse.

Les chiffres recueillis par M. Tardieu semblent venir à l'appui de cette manière de voir, puisque sur un total de 88 avortements il en a constaté 39 de 3 à 6 mois, tandis qu'il n'y en a eu que 30 dans le cours des trois premiers mois et 19 seulement après six mois. Chose remarquable, sur les 39 cas de la période la plus chargée (de 3 à 6 mois), 21 on eu lieu dans le cours du cinquième mois. Le savant professeur donne de ce fait l'explica-

---

(1) Tardieu. *Etude médico-legale sur l'avortement*, 3e édition, 1868, avertissement, p. VI.

(2) Orfila. *Traité de médecine légale*. p. 304.

(3) Briand et Chaudé. *Manuel complet de médecine légale*, 9e éd., p. 150.

tion que voici : « Il est permis de faire observer que ce résultat est tout à fait en rapport avec les données physiologiques ; la femme avant d'en venir à cette extrémité coupable ne doit-elle pas attendre une certitude qu'elle ne peut guère avoir avant le troisième mois ; et, d'autre part, ne trouve-t-elle pas vers le cinquième mois, dans les mouvements de son enfant, un frein moral bien fait pour l'arrêter? »

Les choses se passaient ainsi il y a peu d'années encore, mais nous pouvons dire qu'aujourd'hui il n'en est plus absolument de même. J'ai la certitude absolue, d'après de nombreux faits qui sont passés sous mes yeux et dont plusieurs m'ont été soumis par la justice, que les femmes qui se font avorter n'attendent plus le troisième mois de la grossesse. Les matrones faisant métier de pratiquer l'avortement leur donnent le conseil pressant, impérieux, de ne pas retarder autant l'application de leurs manœuvres criminelles, car elles tiennent à les employer dès que la grossesse est non pas assurée, mais même à peine soupçonnée, aussitôt après qu'une première époque de règles a manqué. C'est ainsi qu'il a été procédé en ce qui concerne notre malade du n° 13 de la salle du Rosaire, et dans bien d'autres cas à ma connaissance. Cette impatience s'explique, du reste, par la crainte des poursuites ; car moins la grossesse sera avancée, plus le crime sera facile à dissimuler, plus les traces qu'il laisse après lui seront promptes à disparaître, plus aisément le corps du délit pourra être détruit ou soustrait aux investigations de la justice. C'est donc un progrès que les criminels ont su réaliser pour se soustraire à la vindicte publique; à nous, Messieurs, de nous efforcer de réaliser un progrès analogue dans l'art de diriger les investigations de la justice pour lui permettre de reconnaître l'avortement criminel, même lorsqu'il a été effectué dès les premières semaines de la grossesse. C'est ce que j'ai tenté de faire, et je vous dirai, en terminant ces Leçons, dans quelle mesure je pense avoir réussi.

MOYENS EMPLOYÉS POUR PRATIQUER L'AVORTEMENT.

Je viens de vous dire, Messieurs, combien il importe, dans l'intérêt, non pas seulement de la science, mais surtout de la société et de la bonne administration de la justice, que chacun des progrès réalisés par les criminels dans l'emploi des moyens dont ils font usage, soit aussitôt suivi d'un progrès égal dans l'art de découvrir et de signaler leurs manœuvres à ceux qui sont chargés d'appliquer la loi. Cela ne se peut faire qu'à une seule condition, c'est que toutes ces manœuvres nous soient parfaitement connues, d'où naît pour moi l'obligation de vous les énumérer et de vous les décrire jusque dans leurs moindres détails.

Je ne ferai en cela que suivre l'exemple de M. Tardieu, qui n'a pas été retenu par la crainte illusoire de faire connaître ces moyens et ces pratiques à ceux qui pourraient être tentés d'en faire usage. Les gens qui se livrent au crime, et surtout à ce crime si particulièrement odieux de l'avortement, n'ont rien à apprendre de nous, sinon que nous connaissons toutes leurs manœuvres et qu'avec l'aide de la science nous sommes en mesure de pouvoir les déjouer, si habiles et si cachées qu'elles puissent être. Nous, au contraire, nous avons besoin de connaître toutes ces manœuvres, d'en prendre note, à mesure qu'elles se produisent, de les prévoir même au besoin, pour être à même de distinguer les avortements naturels de ceux qu'elles ont aidé à provoquer.

La loi énumère ainsi les moyens qui peuvent être employés pour déterminer l'avortement : « *aliments, breuvages, médica-* « *ments, violences ou tout autre moyen.* » Ce qui réduit, en définitive, les agents abortifs en deux groupes principaux comprenant : l'un les substances médicamenteuses, qui agiraient après avoir été absorbées et en vertu d'une action toute spéciale, leur appartenant en propre ; l'autre les manœuvres, dont les unes brutales constitueraient des violences évidentes, exercées soit directement soit indirectement sur la matrice ; dont les autres, plus habilement dissimulées, n'auraient pas extérieurement le même caractère, tout en étant bien réellement au fond de véritables violences, exercées tant contre l'organe gestateur, la matrice, que contre le produit de la conception enfermé dans cet organe, d'où il s'agit de le faire sortir prématurément.

En les envisageant ainsi nous rangerons les moyens abortifs en trois classes principales qui comprendront : 1° les substances administrées à l'intérieur ; 2° les moyens indirects, dont les uns peuvent, ainsi que ceux de la classe précédente, être considérés comme de véritables médicaments, dont les autres constituent des violences extérieures ; 3° les manœuvres exercées directement sur la matrice et qui, malgré la douceur apparente de quelques-uns, sont toutes de véritables violences.

I. — Substances abortives.

Rien n'est moins prouvé que l'action abortive attribuée à certaines substances tirées de la matière médicale. Des agents qui jouissent dans le public de cette réputation, les uns sont complètement et absolument inoffensifs, les autres ont une action perturbatrice et parfois même toxique, extrêmement énergique, qui, en provoquant de graves désordres dans l'organisme, suffit à déterminer l'avortement. Parmi les premiers figurent l'armoise, l'absinthe, le safran, l'apiol et même la vanille, le genièvre, la camomille, la mélisse, etc., en un mot toutes les substances ayant une action un peu stimulante, et qui, à ce titre, ont pu être prescrites comme emménagogues, en vue de faciliter l'irruption des règles.

C'est en vertu de cette action qu'on a pu les considérer comme abortives ; mais je dois à la vérité de reconnaître que, si elles ont été employées des milliers et des milliers de fois, dans ce but, jamais elles n'ont pu déterminer, à elles seules, le résultat recherché.

Cependant leur emploi prolongé, ou leur présence en provision notable, peuvent constituer sinon une preuve, au moins une présomption de tentative d'avortement. Il est vrai que cette présomption peut bien ne pas être toujours parfaitemeut fondée; ainsi je vous raconterai bientôt le fait d'un jeune élève en pharmacie, dont la maîtresse était morte des suites d'un avortement provoqué et sur qui les soupçons se dirigèrent avec d'autant plus de persistance que l'on avait trouvé chez lui toute une collection de notes relatives à l'action de l'apiol, sur les propriétés médicamenteuses duquel il préparait un travail.

A côté de ces substances, qui sont parfaitement inoffensives, on en emploie souvent d'autres dont l'action est plus énergique; dans le nombre il faut ranger l'iode et les iodures. M. Tardieu cite un cas dans lequel MM. René Dumas et Fuster de Montpellier n'auraient pas hésité à attribuer l'avortement à l'ingestion d'une potion de 150 grammes, contenant 4 grammes d'iodure de potassium, qui aurait été administrée à une femme enceinte de 4 mois. J'ai assez souvent prescrit, sans le moindre inconvénient, de l'iodure de potassium à dose même plus considérable à des femmes enceintes, pour pouvoir vous assurer que le résultat observé dons ce cas est loin d'être constant, aussi je n'hésite pas à contester les propriétés abortives des préparations iodurées.

On a contesté de même, et non sans raison, celle de substances plus actives, telles que l'if, la sabine, la rue, l'ergot de seigle, l'aloès, et Ollivier d'Angers n'hésite pas à dire que l'action spéciale de ces substances, dites abortives, est loin d'être démontrée. A mon avis, il est complètement dans la vérité et je suis tout disposé à partager cette manière de voir, à laquelle M. Tardieu s'est aussi rangé, mais à la condition de faire la réserve que voici : Non, quoique l'on en ait dit, ni les diverses observations que l'on a citées, ni les recherches si intéressantes de M. Hélie de Nantes sur la sabine, ne prouvent pas que ces substances aient une action abortive spéciale; mais, des faits parfaitement authentiques démontrent que, dans un certain nombre de cas, l'avortement peut se produire après usage de ces substances, par suite de l'action générale qu'elles exercent sur l'organisme, action qui prend alors tous les caractères et tous les symptômes d'un véritable empoisonnement. De même qu'une femme enceinte avorte dans le cours d'une maladie grave, de même elle peut avorter si elle a pris une dose de tartre stibié, ou d'arsenic, ou de tout autre agent toxique suffisante pour que sa santé soit profondément altéré ; elle avortera même si elle fait un usage un peu prolongé de purgatifs drastiques, que ce soit de l'aloès, de la gomme-gutte, de la coloquinthe ou de l'huile de croton. Et cependant ces médicaments ne figurent pas sur la liste des substances abortives, quoique leur action soit absolument identique à celle de la rue, ou de la sabine dont le principal effet est de déterminer une violente inflammation des voies digestives.

Lors donc, Messieurs, que vous vous trouverez en présence de cas dans lesquels ces substances auront été administrées, ne vous en laissez pas imposer par leur intervention et gardez-vous de leur attribuer l'avortement, qui devra dépendre d'une toute autre cause bien plus réellement efficace. Ce n'est pas à dire que le renseignement fourni par le fait même de l'administration de ces substances devra être négligé ; il vous sera au contraire d'un précieux secours en révélant l'intention criminelle qui a présidé à leur emploi ; car, comme l'a fort bien dit Bouchardat (1) : « La rue et la sabine sont deux substances vénéneuses qui intéressent plutôt aujourd'hui le médecin légiste que le thérapeutiste. »

Comme les substances plus innocentes, dont je vous parlais précédemment, elles sont, ainsi que l'ergot de seigle — dont l'effet abortif n'est pas mieux démontré, malgré son action spéciale sur les fibres utérines, — employées souvent, à titre de première tentative, de préliminaire si je puis ainsi dire, par les femmes qui sont décidées à se faire avorter.

Ces diverses substances, dont l'action est insuffisante dans ce cas, sont aussi employés avec plus de succès, à titre d'adjuvant, pour hâter l'expulsion du fœtus lorsqu'elle a été provoquée par des manœuvres exercées directement sur la matrice c'est alors que leur action est réelle et que l'ergot de seigle, en particulier, joue un rôle important dans l'acte criminel de

---

(1) Bouchardat. *Formulaire*, 7e édition, p. 185.

l'avortement. C'est pourquoi je vous disais, il y a un instant, de ne pas vous laisser dérouter par ces divers agents, lorsque vous pouvez acquérir la certitude qu'ils ont été employés, car s'ils ne peuvent que très-rarement être l'instrument principal du crime, ils figurent très-souvent au nombre de ceux qui ont aidé à le commettre.

Malheureusement nous n'avons à notre disposition que bien peu de moyens de reconnaître la présence de ces divers agents toxiques. La chimie est impuissante à les retrouver au sein des tissus, et, ni les symptômes qu'ils produisent, ni les lésions cadavériques qu'ils déterminent ne sont assez caractéristiques pour nous éclairer complètement. Cependant, lorsque vous aurez constaté qu'une femme a eu des vomissements fréquents, avec diarrhée plus ou moins abondante, qu'elle a éprouvé des lipothymies et des syncopes, si surtout vous trouvez des signes d'une inflammation gastro-intestinale nettement accusée, vous pourrez, sinon affirmer, au moins soupçonner l'action d'un des agents qui nous occupent actuellement, et peut-être qu'en cherchant bien, vous parviendrez à retrouver, soit dans les déjections, soit dans les replis de la muqueuse des voies digestives, quelques fragments de la substance ingérée, que vous reconnaîtrez à ses caractères physiques.

Dans bien des cas vous n'aurez même pas besoin de ces investigations minutieuses, et l'instruction vous apprendra, soit par les déclarations des témoins, soit par la saisie d'ordonnances ou de médicaments en nature, quelles ont été les substances administrées à la femme soupçonnée de s'être fait avorter. Il ne vous restera plus alors qu'à rapprocher ces renseignements de ceux qui vous auront été fournis par l'analyse des symptômes et des lésions cadavériques, pour tirer de ce rapprochement toutes les déductions propres à éclairer la justice.

II. — Moyens indirects.

De même que les substances abortives, les moyens indirects, dont j'ai à vous parler maintenant, ne parviennent que dans des cas extrêmement exceptionnels à déterminer à eux seuls l'avortement; mais ils sont souvent employés à titre de premier expédient, et parfois aussi ils aident à terminer, à compléter l'action criminelle, souvent même ils ont pour objet de la masquer en détournant l'attention d'un autre côté.

A. Bien peu de femmes désireuses de se faire avorter ont négligé d'avoir recours, pour faire revenir leurs règles, soit à des pédiluves plus ou moins irritants, soit à des bains, simples ou composés, pris très-chauds, soit à des sinapismes appliqués tant aux cuisses que sur les seins.

B. Ces moyens échouant, comme c'est la règle, beaucoup emploient ensuite, et il y a un certain nomére d'années on employait bien plus encore les émissions sanguines. Les sangsues en grand nombre appliquées principalement à la vulve, les saignées répétées, soit du bras, soit même du pied, quoique ces dernières aient été en grande faveur, sont autant de moyens dont l'inefficacité ne peut pas même être contestée.

Moriceau a rapporté les observations de deux femmes qui accouchèrent à terme, quoiqu'elles eussent été saignées l'une 48 fois et l'autre 90 fois, dans le cours de leur grossesse. Mais si ces moyens ne déterminent pas l'avortement, ils sont de ceux qui peuvent nous mettre sur la voie des tentatives qui ont pu être faites en vue de le provoquer. Lors donc que vous serez chargé dans une expertise d'examiner une femme soupçonnée de s'être fait avorter, vous devez rechercher, avec soin, les traces de sangsues ou de saignées qu'elle peut présenter et lui demander des renseignement très-précis sur les circonstances qui ont motivé les émissions sanguines dont vous aurez ainsi découvert l'existence.

C. Pas plus que les bains et les émissions sanguines, les fatigues excessives ou prolongées ne peuvent être une cause efficiente d'avortement.

Il en est à peu près de même de la constriction exercée sur l'abdomen, à moins qu'elle n'atteigne un degré excessif et devienne ainsi compromettante non-seulement pour la vie du fœtus, mais aussi pour celle de la femme enceinte. Cette constriction ne peut, du reste, avoir d'effet utile que dans les derniers mois de la grossesse, comme cela avait eu lieu dans un cas relaté par MM. René, Alquié et Dumas, de Montpellier, et elle rentre alors dans la catégorie des violences extérieures dont nous allons nous occuper.

D. Les coups, chutes et autres violences extérieures exercées sur le corps de la femme, surtout quand leur action porte directement sur le ventre, peuvent être de véritables causes d'avortement. Bien des malheureuses ont le courage de s'y exposer volontairement et on en voit qui se donnent elles-mêmes des coups sur le ventre, qui se laissent choir d'un lieu élevé, qui roûlent dans les escaliers pour déterminer un avortement qu'elles ne parviennent pas toujours à obtenir. — M. Brillaud-Laujardière (1) a rapporté le fait d'un paysan qui, prenant en croupe une femme enceinte de ses œuvres, partait au galop de son cheval, et, après l'avoir ainsi vigoureusement secouée, la jetait à terre sans s'arrêter. Cette brutale tentative fut renouvelée deux fois, sans le moindre succès, et on peut citer bien d'autres exemples de cette résistance à l'avortement, opposée à la facilité si grande avec laquelle tant d'autres femmes, désireuses d'être mères, font des fausses couches, sous l'influence de la plus légère secousse, d'une chute dans leur appartement, d'une simple promenade en voiture.

Il en résulte que cequi intéresse le plus le médecin légiste, c'est moins de savoir si ces moyens ont pu servir à provoquer un avortement criminel — car, en cas pareil, ce qui constitue la criminalité, c'est l'intention plutôt que le fait — mais bien de déterminer si derrière les coups, les violences extérieures, — dont la réalité s'établit par des traces matérielles telles que les ecchymoses, — ne se cachent pas d'autres manœuvres qui ont pu être plus efficacement employées. C'est là un point très-délicat et très-important des recherches médico-légales auxquelles peuvent donner lieu les expertises relatives à l'avortement.

(1) Brillaud-Laujardière. *De l'avortement provoqué*. Paris, 1862.

C'est dans ces conditions que s'est présentée à nous la malade couchée au n° 21 de notre salle du Rosaire, et nous allons rechercher ensemble s'il y a lieu de la considérer comme s'étant fait volontairement avorter.

C'est une femme âgée de 23 ans, qui paraît de constitution robuste et me dit exercer la profession de couturière.

De son interrogatoire, il ressort que cette femme, bien portante et bien réglée jusqu'en 1875, a eu à cette époque un egrossesse, avec accouchement à terme.

L'enfant est mort à 7 mois. A la suite de ce premier accouchement elle a été malade pendant 8 mois durant lesquels elle a été traitée, d'abord chez elle, puis à l'hôpital Temporaire pour une péritonite, qui semble avoir été localisée au petit bassin, et, vers la fin de son séjour, pour une ulcération du col de la matrice.

Depuis lors, ses époques menstruelles furent moins régulières, tantôt de 8 ou 10 jours en retard, tantôt en avance et s'accompagnant de douleurs lombaires ou hypogastriques. De plus, elle avait, dans l'intervalle de chaque époque, un écoulement leucorrhéique assez abondant.

Pendant les derniers mois de 1876, les règles se sont accompagnées de douleurs un peu plus violentes que d'habitude, elles ont été de plus longue durée et plus abondantes. L'écoulement de sang était parfois suspendu un ou deux jours pour reparaître après avec une perte de caillots. L'époque menstruelle durait alors 8 jours au lieu de 4.

Les règles de janvier ne se montrèrent pas et la malade dit, que supposant un simple retard, elle ne s'en inquiéta nullement.

Mais, dans le courant de février, les règles n'étant pas revenues, elle prit des purgatifs, des boissons chaudes, des bains chauds et s'appliqua des sinapismes sur les membres inférieurs, pour tenter de faire revenir ses règles qui, malgré cela, ne se montrèrent pas davantage.

Elle alla alors consulter un médecin-pharmacien donnant des consultations gratuites. Celui-ci, constatant de l'anémie, avait ordonné simplement des bains et des toniques ; et sur la demande de la malade, il lui aurait laissé prendre de l'armoise sans lui faire d'ordonnance.

Après cette consultation, elle renouvela les purgatifs et les bains, fit des courses assez longues sans intention, uniquement, dit-elle, pour ses occupations habituelles, et quelques jours après elle prit deux tasses d'infusion d'armoise. Elle éprouva des douleurs très-vives dans le bas-ventre et perdit quelques gouttes de sang, mais les règles ne prirent pas leur cours régulier; c'est alors qu'elle se crut véritablement enceinte et qu'elle cessa, nous dit-elle, de s'occuper de son état.

Pourtant elle raconte que, peu de temps après, elle fit une chute sur le dos, dans un escalier, mais que cette chute n'a eu aucune conséquence. Le surlendemain elle fit une seconde chute dans laquelle le bas-ventre porta violemment sur les deux bras d'un fauteuil.

Elle explique cette dernière chute en disant que la nuit descendant du lit, elle mit le pied sur le bord d'un tabouret qui se renversa. (Plus tard, elle déclara que ces ecchymoses étaient le résultat de coups de pied qu'elle aurait reçus de son amant.)

Dans la matinée qui suivit cette chute, ses règles apparurent avec de vives douleurs dans le bas-ventre. C'était le 27 février. Le sang vint clair, sans grande abondance pendant deux jours, après quoi elle perdit des caillots multiples peu volumineux, de coloration noirâtre, sans qu'aucun d'eux ait présenté rien de plus remarquable que les autres, et d'ailleurs elle dit ne les avoir pas examinés attentivement. Elle ajoute, par une sorte de contradiction, qu'à ce moment elle ne songeait plus à la grossesse.

Le Dimanche 4 mars, l'écoulement sanguin se suspendit pour reprendre le lundi d'après. C'est le mercredi suivant que, voyant cette perte se prolonger avec des douleurs assez vives, elle se décida à venir demander des soins à l'hôpital.

L'examen de cette femme nous a permis de constater des traces de sinapismes à la face interne de la partie supérieure des deux cuisses, et deux ecchymoses à la région sous-ombilicale, de chaque côté de la ligne médiane. Ces ecchymoses sont arrondies, ayant chacune environ 5 à 6 centimètres de diamètre et distantes l'une de l'autre de 15 à 20 centimètres. Elles présentent une coloration jaunâtre à la périphérie et noirâtre par places, ce qui indique une contusion assez violente des parois de l'abdomen remontant au mois à cinq ou six jours.

Le ventre n'est pas déformé, l'utérus ne peut être senti par la palpation hypogastrique.

Les organes génitaux externes sont de coloration normale, non violacées et ne présentent aucune trace de violence.

Le toucher des organes génitaux internes dénote que le col de l'utérus est gros, de consistance à peu près normale, non entr'ouvert. Les parties environnantes sont souples et saines.

A l'examen au spéculum, on constate, outre l'augmentation de volume du col, et l'état non entr'ouvert de son orifice, la coloration d'un utérus sain et non gravide. A l'entrée de l'orifice utérin, on voit un petit bourgeon rougeâtre, de la grosseur d'un grain de millet, et il s'écoule, par cet orifice, des mucosités mêlées de sang. Les seins ne présentent rien de notable.

En résumé, nous sommes en présence d'une femme un peu anémique qui a eu, à la suite d'une grossesse, en 1875, des lésions du côté de la matrice et des organes environnants.

N'ayant point vu ses règles du mois de janvier dernier, elle a fait, dans le courant du mois de février, diverses tentatives pour les faire revenir; ces tentatives ont consisté dans l'emploi des emménagogues, de bains chauds et de boissons stimulantes, de marches prolongées, de purgatifs, etc., tous moyens réputés vulgairement abortifs, mais en réalité, comme je viens de vous le dire, d'une efficacité plus que douteuse.

Ces moyens n'ayant pas réussi, la malade se croyant enceinte, fit alors les deux chutes successives, qui, dit-elle, furent accidentelles, mais dont l'interprétation doit être réservée en raison des précédents et de la localisation de la seconde contusion, ainsi que des différentes versions fournies sur son origine.

D'après ce que nous venons de voir, une première donnée ressort d'une façon incontestable, c'est que cette fille, se croyant enceinte, a eu recours à des moyens divers pour rappeler ses règles; elle avait donc l'intention bien arrêtée de faire cesser sa grossesse, si tant est qu'elle fût enceinte.

Les premiers moyens sont restés inefficaces et plus tard elle a fait des chutes, elle a reçu, sur le ventre, des coups dont l'ecchymose constatée dans cette région est la trace irrécusable.

Ces coups ont-ils été accidentels ou volontaires, c'est un point que nous ne pouvons élucider et qu'il appartiendrait à l'instruction d'établir. S'il était acquis qu'ils ont été portés, ou pour mieux dire reçus volontairement, il en résulterait forcément une preuve de plus des tentatives d'avortement démontrées par l'emploi des moyens qui ont précédé.

Quoi qu'il en soit, une métrorrhagie a suivi ces chutes et nous trouvons aujourd'hui des signes d'une métrite chronique incontestable.

Il est possible que cette métrorrhagie n'ait été autre chose qu'un des symptômes de l'avortement qui a pu avoir lieu à ce moment; mais, vu l'époque peu avancée de la grossesse, au cas où elle aurait réellement existé, vu l'absence de tout examen des caillots expulsés, dans lesquels rien ne nous révèle la présence d'un produit de conception, nous ne possédons pas des éléments d'appréciation suffisants pour pouvoir affirmer que cette femme était enceinte, pas même qu'elle ait avorté, encore moins qu'elle ait fait un avortement criminel, quoique toutes les tentatives auxquelles elle s'est livrée prouvent qu'elle en avait fermement l'intention. Mais cela importe peu puisque, comme vous vous le rappelez, la femme ne peut pas être condamnée si les tentatives d'avortement pratiquées sur sa personne n'ont pas été suivies d'effet.

Cet exemple vous montre, Messieurs, combien la vérité est souvent difficile à découvrir dans les cas où des violences extérieures ont été exercées sur la personne de la femme enceinte.

III. — Manœuvres directes.

C'est à l'aide de violences, ou, si mieux vous aimez, de manœuvres exercées directement, soit sur la matrice, soit sur le produit de la conception, que s'effectuent actuellement le plus grand nombre des avortements provoqués par une main criminelle. La plupart de ces manœuvres sont, il faut bien le dire, empruntées aux pratiques de l'art et c'est avec une habileté véritablement effrayante que l'on a su utiliser, dans un but coupable, aussi bien les découvertes les plus récentes des diverses branches de la science médicale, en y comprenant l'anatomie et la physiologie, que les instruments les plus utiles et les plus perfectionnés de l'arsenal chirurgical.

Ce que je dois surtout vous faire remarquer c'est moins encore l'art avec lequel on approprie nos instruments à une destination si différente de celle pour laquelle ils ont été imaginés, que les nombreuses ressources dont on dispose pour y suppléer à l'aide d'objets plus ou moins étranges, à l'air tout à fait inoffensif, dont la saisie, entre les mains des coupables, a souvent suffi pour les confondre et leur arracher l'aveu de leurs méfaits.

L'hystéromètre, d'une part, qui nous rend de si grands services dans la pratique journalière, d'autre part, l'ingénieux appareil, imaginé par M. Tarnier, pour provoquer l'accouchement prématuré, sont les deux instruments qui servent plus spécialement de type à ceux dont font usage les individus qui se livrent à la pratique des avortements criminels.

Le but à atteindre est de décoller l'œuf ou de perforer les membranes qui l'enveloppent et de tuer ainsi le fœtus qui, devenu corps étranger, sollicite les contractions uterines, dont l'effet est de déterminer son expulsion prématurée. Cette manœuvre qui, dans le langage vulgaire, est appelée le *décrochage de l'œuf*, peut être opérée au moyen de l'hystéromètre ordinaire, ou du même instrument plus ou moins modifié. J'ai vu un hystéromètre, ayant à son extrémité un petit disque arrondi en forme de pelle, qui certainement avait parfaitement pu être employé pour cet usage. Mais la présence d'un instrument de ce genre entre les mains de la personne incriminée, ayant, dans maintes circonstances, été considérée comme un témoignage accablant de sa culpabilité, on a songé à le dissimuler. C'est alors qu'on l'a remplacé par des objets divers, de même forme, dont je vous parlais il y a un instant. J'ai eu entre les mains des tiges de baleine extraites de la monture d'un parapluie et qui avaient été façonnées de telle sorte qu'elles formaient de longues aiguilles, à extrémité pointue, destinée à pénétrer dans la matrice. D'autres fois, ce sont de simples aiguilles à tricoter ou des crochets à broderie, soit en os ou en ivoire, soit en bois ou en métal. Les aiguilles en os, en ivoire ou en bois, restent avec leur forme ordinaire; les crochets sont généralement cassés ou émoussés à leur extrémité la plus pointue; c'est-à-dire que la partie saillante, formant le crochet, a été enlevée et que l'objet est devenu, par cela seul, impropre à sa destination première.

Cette particularité est importante à noter et lorsque vous trouverez un objet semblable parmi ceux qui auront été saisis entre les mains d'un individu soupçonné d'avortement, vous devrez exiger de lui des explications très-nettes et très-précises sur l'usage auquel il était employé.

Quant aux aiguilles en métal elles sont souvent recourbées à l'une de leurs extrémités, de façon à représenter plus ou moins exactement une tige d'hystéromètre. Les tiges présentant cette courbure auront toujours, à vos yeux, une grande importance, comme pièces à conviction, et cette imporance s'accroîtra encore si, comme j'ai eu occasion de le faire dans une cause qui a été jugée cette année par la cour d'assises de la Seine, il vous est est possible de constater qu'elles ne font pas partie du même jeu d'aiguilles et que par conséquent elles ne peuvent pas être utilisées pour leur usage habituel.

Lorsqu'il en est ainsi, c'est à l'inculpé à expliquer à quoi lui peuvent servir ces aiguilles disparates et déformées, et il est rare qu'il soit en mesure de fournir des explications satisfaisantes.

Des tiges plus grossières encore ont été employées; on a vu une sage-femme se servir de la tringle de laiton qui soutenait les rideaux de vitrage de sa fenêtre, et la remettre ensuite en place, espérant bien qu'on ne pourrait découvrir quel emploi elle en avait fait. D'autres se servent d'épingles à cheveux, de longues épingles à châles, de plumes, de cure-dents, de baguettes en bois, etc., etc. Dans une affaire, pour laquelle j'ai été commis, un mari s'était servi, pour faire avorter sa femme, d'une tige de fer qu'il avait fabriquée lui-même, en lui donnant une forme exactement semblable à celle de l'hystéromètre. Il était tellement fier de son œuvre qu'il avait promis de confectionner une tige semblable en argent, avec l'espoir d'en faire un usage régulier et suivi. Malheureusement sa première tentative, qui avait eu un plein succès au point de vue de l'avortement, avait causé une perforation de l'utérus à la suite de laquelle était survenue une péritonite mortelle. C'est ce qui mit la justice au courant de ses agissements et le fit condamner.

Lorsque vous aurez à examiner, je ne dirai même pas des instruments, mais, pour parler plus exactement, des objets ayant la forme que je viens de vous indiquer, depuis l'hystéromètre, jusqu'à la simple tige de bois, de baleine ou d'os, jusqu'à la plume d'oie qui peut être employée et qui a été effectivement employée à cet usage criminel (1), vous aurez non-seulement à les décrire et à discuter la question de savoir s'ils ont pu servir à des manœuvres abortives, mais aussi à rechercher s'ils ont réellement servi. Vous pourrez trouver une preuve importante dans les diverses taches ou souillures dont ces objets pourront être couverts; et une de vos principales préoccupations devra être de rechercher si ces taches, au cas où elles existeraient, ne seraient pas constituées par du sang.

N'oubliez pas, cependant, que si la présence du sang établit une preuve importante, son absence est loin d'avoir, en sens contraire, une importance égale. La propreté parfaite d'un de ces instruments est loin de prouver qu'il n'a pas servi, car il suffit d'un simple lavage pour les rendre nets et brillants ; n'en est-il pas ainsi de tous nos instruments de chirurgie que, malgré un usage quotidien, nous savons entretenir dans un état de propreté tel qu'on ne pourrait, d'après leur seul examen, se rendre compte de leur fréquent usage et des innombrables souillures auxquels ils ont été soumis.

A côté de ces instruments, qui ont une action aggressive sur l'utérus et qui peuvent laisser des traces de leur emploi, il en

(1) Louis Sentex, *Notes et Observations de médecine légale*, p. 46.

est d'autres, plus innocents en apparence, mais dont l'effet est en réalité le même, quant à l'avortement, ce sont ceux qui servent à dilater la cavité utérine. Les éponges préparées, les tiges de laminaria digitata, de racine de gentiane ou de tout autre corps poreux susceptible de se gonfler par l'imprégnation des liquides, ont été ou peuvent être employés pour pratiquer les avortements.

Les injections faites dans l'intérieur de la cavité utérine, soit avec de l'eau pure, soit avec diverses substances plus ou moins irritantes, peuvent produire le même effet. J'ai eu à faire, avec M. Personne, pharmacien en chef de la Pitié, l'analyse d'une substance blanchâtre, un peu molle qui avait été ainsi employée. Cette substance n'était autre que du savon de Marseille. La matrone qui en faisait usage était une blanchisseuse, et elle se servait d'une petite seringue en étain, à canule courbe fort allongée. Elle avait eu soin d'enlever l'extrémité olivaire qui terminait la canule de cette seringue, destinée aux injections vaginales, et elle lui avait ainsi donné une extrémité pointue qui, tout en la rendant parfaitement impropre à l'usage auquel elle était primitivement destinée, en avait fait un instrument favorablement disposé pour que son extrémité pût être introduite dans l'orifice utérin. Cette circonstance fut une de celles qui nous aidèrent à établir comment cette seringue avait pu être utilisée pour pratiquer des avortements.

Ce ne sont pas seulement les injections intra-utérines auxquelles on a recours comme moyen abortif. Ceux qui se livrent à ces coupables manœuvres ont soin, comme je le vous l'ai déjà dit, de se tenir au courant de tous les progrès de la science et ils n'ignorent pas que des douches extra-utérines, que de simples injections vaginales, projetées avec une certaine force, suffisent pour déterminer l'avortement. J'ai été appelé comme expert dans une affaire ou une ancienne domestique, qui avait été au service d'une sage-femme, s'était ainsi fait avorter elle-même.

Seulement ce moyen, qui est si facile à employer, que tout le monde a sous la main, et auquel il est si aisé d'avoir recours en dissimulant toute intention criminelle, n'aura jamais une grande vogue. En effet, il n'est efficace que dans les derniers mois de la grossesse ; c'est-à-dire à une époque où elle est assez apparente pour pouvoir être soupçonnée et pour qu'on s'aperçoive aisément de sa cessation ; à une époque où le fœtus a pris un assez grand développement pour qu'il devienne plus difficile de le faire disparaître.

Cela est heureux, car, sans cette circonstance, nous pourrions nous trouver souvent en face d'avortements impossibles à reconnaître. Cependant, en interrogeant les femmes qui se sont livrées à ces pratiques, on obtient facilement d'elles des aveux importants pour l'instruction. C'est ainsi que ces grandes irrigations vaginales, faites plusieurs fois par jour par une femme qui jusque-là n'était pas habituée à des soins de toilette aussi minutieux, demandent souvent à être justifiées, et que, à défaut d'autre justification, on en arrive, sans trop grande peine, à faire dire, sous l'influence de quels conseils et dans quel but on s'est décidé à les employer.

Puis que je vous parle des divers moyens mis en usage pour provoquer l'avortement je ne puis omettre de vous dire un mot de l'électricité, qui a été employée dans deux circonstances bien différentes : une fois dans un but thérapeutique, par Paul Dubois, chez une femme affectée de rétrécissement du bassin qui devait rendre l'accouchement à terme impossible ; une autre fois dans une intention criminelle.

Mais l'avortement que, théoriquement, on est autorisé à considérer comme possible à l'aide de ce moyen n'a pas pu être obtenu dans un cas plus que dans l'autre. P. Dubois dut y renoncer en raison de l'indocilité de la malade, et il paraît que, dans le cas de tentative criminelle dont M. Tardieu a publié la relation due à M. le Dr Devouges, de Corbeil, la patiente se montra non moins indocile, en raison des atroces douleurs que lui causèrent les applications de l'électricité, auxquelles elle s'était soumise à plusieurs reprises, sans le moindre succès. Il est vrai que dans ce cas l'insuccès fut dû plutôt à la façon défectueuse dont l'application était faite qu'à l'inefficacité même du moyen employé. On comprend, du reste, que l'application de l'électricité ne puisse produire un résultat réel qu'à la condition d'être faite, par un individu très-expérimenté dans le maniement de l'appareil électrique et connaissant en même temps tout à fait à fond l'anatomie aussi bien que la physiologie.

La difficulté de trouver ces conditions réunies, en même temps que la douleur causée par l'emploi de ce moyen, dont le résultat est encore incertain, sont autant des raisons qui doivent s'opposer à sa vulgarisation; c'est pourquoi je crois inutile d'insister davantage sur ce sujet, et je rentre dans l'étude des faits pratiques les plus usuels, pour vous faire connaître comment procèdent d'habitude ceux qui cherchent à provoquer l'avortement, à l'aide des manœuvres directes, résultant de l'emploi des instruments dont je viens de vous donner la description.

Quelquefois ces instruments sont introduits dans l'orifice du col utérin après que celui-ci a été mis à découvert par une application préalable du spéculum. Dans une affaire qui a été jugée au commencement de cette année par la Cour d'assises de la Seine, j'ai eu à examiner plusieurs femmes qui racontaient toutes que, pour les faire avorter, on leur avait appliqué un spéculum, puis on les avait piquées avec un objet pointu. Le spéculum et les aiguilles qui avaient servi figuraient parmi les pièces à conviction. C'est là un témoignage accusateur qu'il est difficile de faire disparaître, aussi beaucoup de coupables, plus habiles parviennent-ils à dérouter les recherches de la justice en évitant l'emploi d'un instrument aussi compromettant. Ils s'exercent à faire glisser la tige qui doit pénétrer dans la cavité utérine, en la guidant sur le doigt préalablement introduit dans le vagin, comme s'il s'agissait de pratiquer un simple toucher fort innocent, dans le but de s'assurer si la femme est ou non en état de grossesse. Ils procèdent alors comme nous le faisons lorsque nous avons à pratiquer le cathétérisme utérin avec l'hystéromètre.

Mais les plus habiles ont bien soin de ne pas montrer à la patiente l'instrument dont ils se servent, pour que plus tard elle se trouve dans l'impossibilité de le décrire, si elle vient à faire des révélations. Ils poussent même la précaution jusqu'à ne pas prononcer devant elle ce gros mot d'avortement. Ils se bornent à lui demander pourquoi elle croit être enceinte, quels sont les signes sur lesquels se fondent ses appréhensions, à lui faire exprimer le désir qu'elle aurait de voir disparaître ses inquiétudes, puis à lui faire chiffrer le prix qu'elle consentirait à payer pour voir revenir ses règles. C'est après cette sorte de marché, conclu à mots couverts, et sanctionné le plus souvent par un paiement anticipé, qu'ils lui proposent de la toucher, d'abord pour s'assurer de son état, puis pour solliciter le retour des règles. Pour ce toucher, ils la font quelquefois coucher en travers du lit, les jambes écartées et les pieds appuyés sur deux chaises, dans l'attitude usitée pour l'application du spéculum; mais souvent aussi ils simplifient le manuel opératoire et pratiquent le toucher, la femme restant debout, appuyée contre un mur ou contre un meuble. Aussi voit-on beaucoup de femmes qui affirment, et qui très-sincèrement croient, avoir été touchées simplement avec le doigt, sans le secours d'aucun instrument, tout en déclarant que ce simple toucher a suffi pour rappeler leurs règles supprimées depuis plusieurs mois et faire disparaître tous les autres signes d'une grossesse commençante.

Il en résulte que nous devons agiter cette première question de savoir si un simple toucher digital peut réellement suffire pour déterminer l'avortement, à un moment quelconque de la grossesse?

Cette question, qui peut très-bien vous être posée dans le cours des débats, est assez délicate et permettez-moi de vous le dire, Messieurs, assez insidieuse pour que vous deviez vous garder avec soin de jamais y répondre en termes généraux, sous peine de vous exposer à d'interminables discussions qui auraient pour seul résultat d'obscurcir la vérité. Si je vous disais que jamais un avortement ne peut être provoqué par le seul toucher digital, vous seriez en droit de m'objecter d'abord que les doigts, dans une action brutale et violente, à laquelle participent les ongles, peuvent déchirer, arracher et dilacérer profondément les organes et devenir ainsi des moyens très-actifs d'avortement; puis, que trop souvent, dans les maternités et les écoles d'accouchements, les femmes enceintes qui servent aux démonstrations et aux exercices du toucher, pour l'instruction des élèves, sont exposées à accoucher prématurément ou même à avorter, par suite de la fatigue résultant pour elles des manœuvres réitérées et souvent maladroites auxquelles elles sont soumises. Cela est vrai, et, quoiqu'il ait suffi de précautions bien simples, pour éviter cet accident dans les maternités, je reconnais qu'en opérant contrairement à ces précautions on peut parvenir à le produire, surtout chez les femmes approchant du terme de la grossesse. Mais c'est là un fait assez exceptionnel, et, s'il est possible que, dans les derniers mois de la grossesse, on parvienne, avec un doigt un peu long terminé par un ongle acéré, à pénétrer à travers l'orifice déjà entr'ouvert du col utérin et on aille jusque dans la cavité utérine décoller ou déchirer les membranes placentaires, il est non moins vrai que, durant les premiers mois, une semblable manœuvre est à peu près impossible à exécuter, sauf les cas de déchirures avec délabrements considérables où les ongles et les doigts agissent à la façon de pinces ou de griffes comme j'aurai occasion de vous en citer plusieurs exemples par la suite.

D'où il résulte que la question ne peut pas être résolue d'une façon absolue et en termes généraux et que si jamais elle vous est posée vous devrez vous borner à la restreindre aux termes particuliers et tout à fait précis de la cause à propos de laquelle vous êtes consultés. C'est ainsi du reste qu'il convient de toujours se conduire dans la pratique de la médecine légale, à propos de laquelle vous n'avez pas à établir, devant des magistrats ou des jurés, les données générales de la science, mais bien à en faire l'application à un cas particulier, toujours fort limité. C'est pourquoi, vous pénétrant des faits d'une cause particulière vous pourrez toujours parvenir à faire une réponse aussi sage que parfaitement scientifique en disant : « *Il ne m'appartient pas de rechercher si, en général, on peut, avec le toucher digital seul, déterminer un avortement; mais je puis affirmer que telle personne, dont j'ai vu le doigt, n'a pu faire avorter telle autre personne, que j'ai également examinée, et alors que la grossesse n'avait pas encore dépassé telle époque, à laquelle l'instruction a établi que l'avortement s'est effectué.* »

Cette réponse négative sera l'expression de la vérité dans l'immense majorité des cas, et elle vous laissera toute la latitude nécessaire pour que vous puissiez faire une réponse affirmative, dans les autres cas, extrêmement exceptionnels, dans lesquels vous aurez pu trouver des circonstances vous permettant de formuler une appréciation différente de celle qui constitue la règle la plus habituelle.

Après cette première question si délicate, il s'en pose une autre, qui ne l'est pas moins ; c'est celle de savoir si une femme peut, à l'aide des moyens que je vous ai décrits, se procurer l'avortement à elle-même sans l'aide et le secours d'aucune autre personne. J'ai eu à donner mon avis dans un cas de ce genre, qui a été jugé par la Cour d'assises de la Seine, il y a deux ans ; c'est celui de cette ancienne domestique dont je vous ai déjà parlé et qui, profitant de l'instruction qu'elle avait acquise au service d'une sage-femme, s'était fait avorter seule, en se servant de douches vaginales froides, qu'elle s'était administrées à l'aide d'un irrigateur de gros calibre. On comprend que cette opération se puisse faire par la femme seule et sans le secours d'aucun aide. Mais je vous ai déjà dit combien ce moyen d'avortement est inefficace, puisqu'il n'agit que dans les derniers mois de la grossesse ; ce n'est donc pas à lui que l'on songe lorsqu'on demande si une femme peut se faire avorter seule, mais bien aux manœuvres qui consistent dans l'introduction d'un corps étranger, et plus particulièrement d'une tige rigide jusque dans l'intérieur de la cavité utérine.

Là encore, Messieurs, votre réponse doit être excessivement réservée et se limiter toujours au cas particulier à l'occasion duquel la question est posée. M. Tardieu (1), sans considérer le fait comme fréquent a dit cependant que « quelques femmes « ont pu porter sur elles-mêmes leurs propres mains, armées « d'instruments. » Les termes extrêmement vagues de cette proposition démontrent combien le savant auteur auquel je l'emprunte considère le fait, non pas seulement comme rare, mais comme difficile à produire. J'ai vu un certain nombre de femmes, très-attentives à tout ce qui intéresse leur santé, par-

(1) Tardieu, *Loc. cit.*, p. 25.

venir à pratiquer sur elles-mêmes le toucher vaginal et se rendre ainsi un compte assez exact des diverses modifications opérées dans l'état physique de leur col utérin. Mais elles n'y parviennent que par un assez long exercice et lorsque leur utérus a subi un abaissement notable, qui rapproche son col de l'orifice vulvaire. Il y a loin de cette manœuvre, assez simple et facile, à celle beaucoup plus compliquée qui consiste à guider sur ce doigt, introduit dans le vagin, un instrument, qui serait poussé avec l'autre main, et à le faire pénétrer jusque dans l'orifice de la matrice.

Vous savez combien cette petite opération du cathétérisme utérin est toujours difficile à pratiquer, même lorsqu'on est placé dans l'attitude la plus favorable — attitude que ne peut prendre la femme agissant sur elle-même — et vous n'ignorez pas combien il faut d'habitude et de dextérité pour pénétrer dans cet orifice, situé à l'extrémité d'une portion conique, le long de laquelle l'instrument glisse avec la plus grande facilité et se fourvoie en suivant une mauvaise direction, quelque soin que vous preniez à le diriger. Aussi pouvez-vous comprendre sans peine qu'une femme réussira difficilement à y parvenir, en agissant sur elle-même. Comme M. Tardieu, j'en ai vu un certain nombre qui m'ont avoué être parvenues à se faire avorter ainsi, sans aucun secours étranger ; mais toutes celles qui se trouvaient dans ce cas avaient eu déjà des enfants et l'orifice inférieur de leur col utérin était resté plus ou moins largement entr'ouvert, en même temps que la matrice était chez elles notablement abaissée, ce qui en rendait l'accès plus facile.

Enfin il n'en est aucune qui soit arrivée à ce résultat sans avoir été guidée par une personne plus expérimentée, sans avoir en quelque sorte pris des leçons ou fait un apprentissage des manœuvres auxquelles il leur fallait se livrer. Ce fait seul d'une espèce d'enseignement préalable, s'il permet d'admettre que, dans quelques cas très-exceptionnels, une femme a pu être capable de se faire avorter elle-même, sans le secours d'une main étrangère, autorise cependant à penser que cette intervention d'un complice a dû nécessairement exister, sinon au moment de a perpétration du dernier crime, au moins à l'occasion d'autres faits semblables qui ont précédé et que la justice a intérêt à rechercher.

J'ajouterai, pourtant, qu'une personne ayant des notions suffisantes en anatomie, et qui, dans des études spéciales, a pu s'exercer à pratiquer, sur d'autres femmes, le cathétérisme utérin, peut devenir capable de le pratiquer sur elle-même et se faire ainsi avorter, sans aucun secours étranger, mais à la condition que ses organes se trouvent dans les conditions que je prévoyais il n'y a qu'un instant.

Comme vous le voyez, Messieurs, les exceptions, tout admissibles qu'elles soient, justifient la réserve dans laquelle je vous conseille de vous tenir à propos de cette question et vous autorisent à limiter toujours très-étroitement au fait particulier que vous aurez à élucider, les conclusions que vous serez appelés à formuler devant la justice.

CARACTÈRES DISTINCTIFS DE L'AVORTEMENT CRIMINEL.

Les signes caractéristiques de l'avortement criminel sont de divers ordres et il n'en est aucun dont l'étude puisse être négligée par l'expert soucieux de remplir dignement la mission, qu'il a acceptée, d'éclairer la justice dans ses laborieuses et délicates investigations. Les renseignements qu'il aura à utiliser pourront être tirés : de l'analyse des symptômes éprouvés par la femme qui vient d'avorter ; de l'ordre dans lequel se succèderont ces symptômes, c'est-à-dire de la marche de la maladie ; des accidents consécutifs ; de l'autopsie de la femme, dans les cas, relativement assez nombreux, dans lesquels ces accidents entraînent la mort; de l'examen du fœtus lorsqu'il peut être retrouvé ; de la comparaison et du rapprochement des lésions constatées sur le cadavre de la mère et sur celui du fœtus ; de l'examen de la femme quand elle a survécu et de l'inspection attentive, minutieuse de tous les produits solides ou liquides qui sont expulsés par ses parties génitales ; ou, à défaut d'inspection personnelle et directe, de la description de ces produits empruntés tant aux propres déclarations de la femme qu'à celles des personnes présentes au moment où ils ont été expulsés.

Pour traiter ces divers points je vais être forcé, comme je l'ai fait déjà dès le début de ces Leçons, de faire de très-larges emprunts au remarquable travail de M. Tardieu sur le sujet qui nous occupe. C'est une nécessité dont j'ai lieu de me féliciter plutôt que de me défendre, car on est heureux, quand on aborde des questions aussi épineuses et aussi ardues, de trouver un guide sûr et fidèle, qui éclaire la route d'une façon aussi lumineuse que l'a su faire le savant professeur de médecine légale.

I. — Symptômes de l'avortement provoqué ; leur évolution.

Ce qui importe, au point de vue de la médecine légale, c'est de pouvoir distinguer un avortement naturel ou spontané d'un avortement criminel ou provoqué, et je dois dire que les symptômes sont à peu près les mêmes dans les deux cas. Mais il y a, dans le groupement et l'évolution de ces symptômes, dans l'ordre suivant lequel ils se succèdent, dans les circonstances accessoires qui les accompagnent, quelque chose de spécial, constituant en quelque sorte, comme le cachet ou la physionomie de l'état morbide auquel ils se rapportent et qui ne permet pas, à un œil exercé, de confondre l'avortement qui s'opère spontanément avec celui qui est provoqué par une intervention étrangère. La confusion n'est possible que lorsque l'avortement involontaire est dû à un traumatisme quelconque, consistant en coups, chutes ou contusions, car il se produit alors dans des conditions tout à fait identiques à celles des avortements provoqués par des violences extérieures. La distinction ne peut donc être établie, en pareil cas, que par la connaissance de l'action traumatique, qui est toujours revélée si l'avortement est accidentel, tandis qu'elle est dissimulée s'il a été recherché et voulu.

A l'exception de ces faits de traumatisme, sur chacun desquels il appartient à l'instruction de faire la lumière, les avortements véritablement spontanés sont toujours la conséquence soit d'une maladie de la mère, soit d'une maladie du fœtus. Or, ce qui les caractérise essentiellement, dans un cas comme dans l'autre, c'est cet état maladif antérieur. Celui de la mère est toujours facile à constater, celui du fœtus, ou de l'œuf, l'est certainement un peu moins, cependant on peut y arriver, tant en étudiant les commémoratifs qu'en examinant le produit de la conception, sur lequel il sera possible de reconnaître des altérations plus ou moins caractéristiques. En tout cas ce qui distinguera essentiellement l'avortement se faisant sous cette influence, c'est qu'il ne surviendra pas brusquement, comme un accident absolument imprévu et qui surprend par sa soudaineté. Il sera, en quelque sorte, annoncé par toute une série de symptômes prodromiques, qui permettront de le considérer comme plus ou moins imminent un certain temps avant qu'il se produise. Ce sera donc un événement prévu et redouté ; si prévu et si redouté que dans la plupart des cas, sinon dans tous, on aura eu le temps d'essayer de le conjurer par l'emploi de moyens divers, et en particulier par le repos, qui s'impose tout naturellement comme devant être d'une nécessité absolue, en semblable occurrence.

Ces phénomènes précurseurs et surtout ces précautions préventives manquent absolument dans l'avortement criminel. La femme, qui s'est bien gardée de faire connaître, à d'autres qu'à ses complices, son état de grossesse est prise subitement, au milieu de la santé, en apparence la plus parfaite, des symptômes de l'avortement. Elle souffre, elle perd des liquides glaireux sanguinolents, puis du sang, en caillots plus ou moins volumineux. Croyez-vous qu'elle s'arrête pour cela? qu'elle se soigne, pour modérer cette perte dont l'abondance est souvent excessive? qu'elle prenne le lit ou qu'elle fasse appel à un secours quelconque, afin de calmer les douleurs qu'elle éprouve? En aucune façon. Elle continue à aller et venir, à vaquer à ses occupations habituelles, avec plus d'activité et d'animation que jamais; elle entreprend à pied des courses longues et fatigantes, devant lesquelles elle aurait reculé en temps ordinaire et elle attend pour s'arrêter, non pas qu'elle soit vaincue par la douleur ou par l'épuisement résultant de la perte du sang, mais bien qu'elle ait rendu un caillot d'une forme et d'une consistance particulières, qu'elle se hâte de faire disparaître. C'est alors seulement que cette femme consent à s'aliter et à faire appeler un médecin. Si celui-ci, reconnaissant qu'il s'agit, non pas d'une simple hémorrhagie comme on cherche toujours à le lui faire croire, mais bien d'un véritable avortement, pose des questions pour s'éclairer sur la façon dont s'est opérée la menstruation pendant les mois précédents, sur la nature et les caractères physiques des caillots qui ont été expulsés, il reçoit des réponses toujours embarrassées, sans aucune précision ou netteté; on conteste, par toutes les dénégations possibles, la réalité de son diagnostic, et il a toutes les peines du monde à obtenir que les caillots sanguins, expulsés par les parties génitales, soient soumis à son examen. Ne voyez-vous pas, Messieurs l'énorme différence qui sépare cet avortement clandestin, mettant fin à une grossesse redoutée, de celui de la femme qui, chérissant son enfant avant même qu'il ne soit né, l'entoure déjà des soins les plus attentifs, et, à la moindre menace appelle son médecin pour lui raconter avec les plus minutieux détails tout ce qu'elle éprouve.

Celle-là n'attend pas pour prendre le lit et commencer à se soigner, et ce n'est pas elle qui fera disparaître les produits liquides ou solides qu'elle aura expulsés par ses parties génitales ; bien au contraire elle les aura fait recueillir et conserver avec soin, pour les soumettre à l'examen de l'homme de l'art, car elle sait que de cet examen il peut tirer des déductions utiles pour l'appréciation exacte des accidents dont elle est atteinte et pour le traitement par lequel il convient de combattre ces accidents.

Lorsque l'avortement est provoqué par l'action directe d'un corps étranger, solide ou liquide, introduit dans la cavité utérine, la femme, qui subit cette opération, ressent souvent une douleur assez vive qu'elle compare à une véritable piqûre; d'autres fois elle s'aperçoit à peine de ce qui vient de lui être fait et n'éprouve pas de sensation différente de celle que lui aurait procurée un simple toucher, pratiqué avec le doigt, Ces différences peuvent dépendre autant du degré de sensibilité propre à chaque sujet que du plus ou moins de dextérité avec laquelle la manœuvre est opérée. M. Tardieu fait remarquer que les injections intra-utérines sont, en général, plus douloureuses que les simples perforations des membranes. Cela se comprend, car, dans un cas comme dans l'autre, il faut pénétrer dans l'intérieur de la cavité utérine, que ce soit avec une tige pleine ou avec la canule de la seringue, et, si la douleur provoquée par ce premier temps de l'opération est la même dans les deux cas, il doit nécessairement s'y surajouter, au moment de l'injection, la sensation qui résulte tant du décollement des membranes que de la distension de la cavité utérine, par un liquide, doué souvent de propriétés irritantes spéciales, dépendant de sa composition chimique.

Il arrive souvent qu'une seule tentative ne suffit pas pour obtenir le résultat désiré ; on les renouvelle alors à plusieurs jours d'intervalle.

Il existe des observations fort authentiques de tentatives d'avortement, renouvelées infructueusement à plusieurs reprises et à la suite desquelles la grossesse a pu suivre régulièrement son cours, quoiqu'il ait été parfaitement établi que la matrice avait été piquée et blessée, même assez profondément, par l'instrument employé pour faire avorter. Ces faits justifient la mansuétude de la loi en faveur des femmes qui, après une première tentative d'avortement faite sur leur personne, ne sont pas punies, si cette tentative n'a pas été suivie d'effet, et qui se trouvent ainsi encouragées à ne pas la renouveler.

Lorsque ces tentatives ont eu l'effet voulu, c'est-à-dire lorsque les membranes ont été perforées, il s'écoule presque aussitôt une petite quantité de liquide amniotique, mêlé de sang ; ce sont les glaires sanguinolentes dont parlent la plupart des femmes qui ont subi ces manœuvres ; mais l'avortement ne se produit pas immédiatement. C'est afin de le favoriser que l'on conseille les marches plus ou moins prolongées, les mouvements plus ou moins violents que je vous signalais, il y a un instant. Quelque fois, on y joint l'action des médicaments dits abortifs et plus particulièrement du seigle ergoté, dont l'administration peut avoir alors une grande importance, car les coupables cherchent souvent à l'expliquer par la nécessité de combattre une simple métrorrhagie, qu'ils declarent être indépendante de toute manœuvre abortive. C'est l'analyse minutieuse de tous les détails et des moindres circonstances du fait qui peut permettre de les confondre, en expliquant à quel moment et dans quel but l'ergot de seigle a été administré. Le principal écueil à éviter, en cas pareil, est de méconnaître la manœuvre abortive qui a précédé et d'attribuer à l'agent médicamenteux le rôle principal, tandis qu'il n'en aurait eu, en réalité, qu'un très-accessoire.

En général, l'expulsion de l'œuf s'est fait attendre de cinq à huit jours, dans les cas qui ont été soumis à mon observation. M. Tardieu, qui a par devers lui un bien plus grand nombre de faits, a constaté les limites extrêmes de cinq heures et de onze jours ; suivant lui, ce serait dans les quatre premiers jours que l'avortement s'effectuerait le plus habituellement, et les cas dans lesquels il se ferait attendre six, sept ou huit jours, et à plus forte raison davantage, seraient fort rares. Je suis donc tombé sur des séries de faits un peu exceptionnels, puisque j'ai vu le plus souvent la durée de six jours être dépassée, quoiqu'il me soit arrivé de trouver un cas dans lequel l'avortement s'est effectué moins de 12 heures après les manœuvres. Mais, dans ce cas, la femme a succombé très-rapidement. Peut-être y aurait-il lieu de tenir compte, au point de vue de la rapidité plus ou moins grande avec laquelle se produisent les avortements, du plus ou moins de gravité des accidents qui surviendront par la suite, ceux qui doivent mettre en danger les jours de la femme se terminant, en général, plus rapidement, que ceux après lesquels on peut compter sur une prompte et complète guérison.

Nous verrons plus tard dans quelles conditions anatomiques se trouve l'œuf ou le fœtus ainsi expulsé.

II. — Accidents consécutifs.

Les femmes qui avortent naturellement et malgré elles sont généralement maladives et on est souvent fondé à penser que c'est par suite de leur mauvais état de santé antérieur que se produit l'avortement ; celles qui se font avorter sont généralement bien portantes; on serait donc, théoriquement, conduit à penser que les premières auront plus à souffrir des suites de cette secousse. C'est cependant le contraire qui arrive le plus habituellement.

Pourquoi ? Cela se comprend à merveille, c'est que les unes se soignent, tandis que les autres font tout ce qu'elles peuvent pour aggraver leur état. Là est, non pas seulement la principale, mais bien l'unique cause de la différence que je vous signale et sur laquelle M. Tardieu s'est appesanti d'une façon toute particulière. Cet auteur a constaté que le danger véritable des avortements criminels ne résulte pas seulement du traumatisme exercé sur l'utérus, puisque, — comparant ces derniers aux avortements provoqués à l'aide des mêmes procédés ou de procédés analogues, dans un but médical, — il établit que sur 116 avortements criminels, à propos desquels la terminaison a été exactement indiquée, la mort est survenue 60 fois, (soit dans plus de la moitié des cas), comme conséquence directe de la maladie causée par l'avortement, tandis que sur un relevé de M. Passot comprenant 26 avortements provoqués médicalement et suivant les règles de l'art, il n'y aurait pas eu un seul cas de mort.

La différence des résultats tient en partie à la différence dans l'habileté de l'opérateur et dans le choix des instruments, et vous verrez, quand nous nous occuperons des lésions anatomiques, quels désordres effroyables peuvent être, dans certains cas, la conséquence des manœuvres brutales auxquelles se sont livrés, avec d'informes instruments, les individus qui ont entrepris de pratiquer des avortements criminels.

Mais nous savons que, parmi ces derniers, il peut se trouver des gens fort habiles, et le fait seul d'opérer dans des conditions régulières ou criminelles ne saurait suffire pour modifier aussi sensiblement les résultats de leur pratique. Il faut donc qu'il y ait autre chose et cette autre chose est. et ne peut être que la différence des soins consécutifs donnés à la femme, suivant qu'elle a été soumise à une opération régulière ou à un acte criminel. Le défaut de soins est donc la seule raison sur laquelle nous puissions nous fonder pour expliquer la gravité plus grande des avortements criminels, et la meilleure preuve que j'en puisse donner, c'est l'immunité parfaite avec laquelle nombre de femmes se soumettent à des pratiques abortives, sans que leur santé en souffre sérieusement. J'en ai vu beaucoup qui se sont fait avorter plusieurs fois de suite, ce qui prouve que leurs fonctions génitales n'avaient pas été sensiblement troublées par la première opération, et qui, devenues plus tard de nouveau enceintes, ont parfaitement mené à bien leur nouvelle grossesse, sans que leur santé ait été, dans l'intervalle, le moins du monde ébranlée. Nous sommes toujours disposés à nous laisser impressionner par les faits les plus émouvants et comme, en définitive, c'est en présence de femmes qui ont eu à souffrir des manœuvres abortives auxquelles elles se sont soumises, que nous avons, le plus habituellement affaire, dans la pratique judiciaire, nous nous trouvons tout naturellement enclins à penser que toutes celles qui ont subi les mêmes manœuvres se trouvent dans le même cas. C'est une erreur contre laquelle il m'a semblé utile de réagir.

Cette réserve faite, je dois reconnaître que, en raison des circonstances sur lesquelles j'ai longuement insisté (traumatisme d'une part, défaut de soins et imprudences d'autre part), les femmes qui se sont fait avorter contractent souvent des maladies et surtout des inflammations de l'utérus ou des organes voisins, principalement des ovaires, des ligaments larges, des trompes, du tissu cellulaire et du péritoine pelvien, qui ne reconnaissent pas d'autre cause que cet avortement criminel.

Il importe donc, au premier chef, quand ce cas se présente, de fixer très-exactement le debut de ces diverses phlegmasies, pour savoir au juste à quelle étiologie il est possible de les ratacher. C'est là un point important qui, dans bien des cas, peut éclairer la marche de l'instruction; mais c'est là tout ce que je puis admettre, comme conséquence possible de l'avortement criminel, et je me refuse absolument à lui attribuer la formation de tumeurs ovariques non inflammatoires et le développement des affections cancéreuses qui peuvent survenir par la suite.

CONDITIONS DE L'EXPERTISE.

Maintenant que nous connaissons, Messieurs, les moyens à l'aide desquels on provoque l'avortement criminel, que nous savons comment agissent ces moyens, que nous avons vu les effets qu'ils produisent et les accidents consécutifs auxquels ils exposent, nous allons chercher à déterminer comment, en présence d'un fait de ce genre, il nous sera possible, à l'aide des données de la science, de découvrir la vérité, afin d'éclairer la justice. Il nous faut, pour cela, nous placer dans les conditions dans lesquelles nous serons exposés à nous trouver dans la pratique ordinaire.

Les circonstances qui peuvent se présenter à nous sont les suivantes : ou la femme qui s'est fait avorter a succombé et alors nous avons à rechercher sur son cadavre, en même temps que les causes de la mort, les traces des manœuvres exercées sur sa personne; ou elle a survécu et alors nous devons explorer ses organes, en même temps que nous assurer de la façon dont s'accomplissent leurs fonctions physiologiques ; dans un cas comme dans l'autre, nous devons, si le produit de l'avortement peut être retrouvé, examiner ce produit, tenir compte des altérations qu'il présente et rapprocher ces altérations de celles qui ont été constatées sur la mère, morte ou vivante.

On conçoit que l'etude d'un produit abortif isolé et indépendamment de la femme de laquelle il provient ne puisse avoir, au point de vue de la répression du crime d'avortement, aucune importance, tandis que l'examen de la femme en conserve une très-grande, alors même que le produit a disparu.

En parlant ainsi je préjuge, sans même vouloir la discuter, la question de savoir jusqu'à quel point il peut être ou non indispensable d'avoir sous les yeux le corps du délit, c'est-à-dire le produit de l'avortement, pour établir la réalité du crime qu'il s'agit de réprimer. C'est, à mon sens, une question oiseuse, aujourd'hui qu'elle a été si nettement tranchée, grâce aux efforts persévérants de M. Tardieu, qui, au grand honneur de la magistrature française, est parvenu à faire prévaloir une doctrine formellement opposée à celle qui a cours en Allemagne ou Casper (1) nous dit : « Parmi un grand nombre d'avor-« tements provoqués qui se sont présentés à moi, je n'ai jamais « vu un cas de condamnation, même lorsque les circonstances « du crime étaient évidentes » ; ajoutant que la raison de ces acquittements scandaleux est que, en l'absence de l'œuf ou du fœtus, rien ne peut prouver qu'on n'ait pas eu affaire à un œuf dégénéré ou à un autre produit pathologique.

Nous tenons à honneur de constater que, dans notre pays, on se garde bien d'accorder une aussi large prime d'impunité à un crime odieux, qui ne tarderait pas à se généraliser d'une façon effrayante si on se relâchait tant soit peu de la sévérité avec laquelle il est poursuivi.

Il résulte de là que l'expert peut se trouver dans une des quatre situations suivantes, selon qu'il aura : 1° à faire l'autopsie de la femme qui s'est fait avorter ; 2° à faire, en même temps, l'autopsie de la femme et celle du fœtus abortif ; 3° à examiner la femme vivante, plus ou moins longtemps après son avortement ; 4° à examiner à la fois et la femme vivante et le produit de l'avortement que l'on attribue à cette femme.

Nous allons examiner successivement quels renseignements peuvent être fournis à l'expertise, suivant qu'elle sera faite dans l'une ou l'autre de ces quatre conditions si différentes.

I. — Autopsie de la mère.

Les désordres constatés sur le cadavre d'une femme qui a succombé à la suite de l'application de manœuvres abortives peuvent varier depuis les délabrements les plus considérables jusqu'aux lésions les plus légères, en apparence, et qui malgré leur peu d'étendue ont, pour l'expert, une signification extrêmement importante. Quelques-unes de ces lésions se rencontrent dans certains cas, alors même que l'avortement ne s'est pas

---

(1) Casper. *Traité pratique de médecine légale*, traduit par Gustave-Germer Baillière. T. I, p. 171,

effectué. L'action agressive pouvant être mortelle pour la mère sans avoir atteint le fœtus.

Voici le cas dans lequel les lésions les plus considérables ont été observées et qui a été rapporté par M. Tardieu (1) :

« Un homme, qu'une condamnation capitale a frappé en 1847, aux assises du Finistère, avait plusieurs fois déjà fait avorter sa femme et lui avait introduit, à différentes reprises, la main tout entière dans les parties sexuelles. Elle était parvenue au 7e mois d'une dernière grossesse, lorsque, pour mettre le comble à ses atroces brutalités, il lui fit subir d'effroyables mutilations qui amenèrent un avortement suivi de la mort. L'autopsie cadavérique pratiquée par M. le Dr Morvand, ancien interne très-distingué des hôpitaux de Paris, et par M. Salzat, tous deux médecins à Lanilis, montre alors les désordres suivants : La vulve et l'anus sont béants et excoriés ; une déchirure, longue de 10 centimètres, comprend la partie supérieure gauche du vagin et une portion de l'utérus lui-même. Le péritoine est ouvert en trois parties différentes, et les bords de ces plaies sont irréguliers. Il existe, en outre, une perte de substance, qui intéresse les parois internes de la matrice. Enfin, la plus grande partie de l'intestin grêle a été arrachée. Il n'en reste en tout qu'un tronçon supérieur long de 50 centimètres et un inférieur qui n'en a pas plus de 8, formant de part et d'autre des lambeaux inégaux et frangés. Entre les jambes était le fœtus qui fut reconnu avoir vécu et respiré. »

Dans un autre cas observé par MM. Devergie et Paul Dubois (2), on a trouvé : « La cloison postérieure du vagin déchirée ; la matrice complètement renversée, faisant saillie hors de la vulve. Enfin le péritoine était largement ouvert dans une étendue de 7 centimètres, et l'on a pu constater de chaque côté de cette plaie des déchirures semblables à celles qu'auraient produites des coups d'ongles. Les intestins étaient mis à nu, mais non lésés comme dans le fait précédent. »

J'ai eu occasion d'observer des désordres au moins aussi

(1) Tardieu. *Etude médico-légale sur l'avortement*, 3e édit., obs. LI, p. 160.

(2) Devergie et P. Dubois. *Annales d'hygiène et de médecine légale*, 1re série, t. XIX.

étendus, puisqu'il y avait perforation de la matrice en même temps que du vagin, dans un cas dont je veux vous donner la relation.

Il s'agissait d'une jeune femme, dont on avait cherché à dissimuler la cause de la mort en retardant la déclaration du décès; aussi le cadavre était-il dans un état de putréfaction assez avancée lorsqu'il fut transporté à la morgue où je fis l'autopsie. Quoique dans ce cas j'aie été conduit, — par les signes que me fournissait cet état de putréfaction — à faire remonter l'époque de la mort à une date plus éloignée que celle qui avait été indiquée; je dois cependant vous avertir que les cadavres des femmes mortes en couches ou à la suite d'avortement sont exposés à subir beaucoup plus rapidement que d'autres le travail de la putréfaction et à présenter prématurément la teinte verdâtre caractéristique, avec ballonnement excessif du ventre et soulèvement de l'épiderme, distendu par des amas de sérosité. Même en tenant compte de cette particularité, qu'il ne faut jamais oublier, je pus reconnaître que la putréfaction était plus avancée qu'elle n'aurait dû l'être d'après le temps écoulé depuis la date présumée du décès. Mais ce fait n'a qu'une importance secondaire, au point de vue de la question qui nous occupe actuellement. Après l'avoir établi, je fis les constatations suivantes :

Les glandes mammaires étaient rouges et tuméfiées, et contenaient du lait dans l'épaisseur de leur tissu. La chemise que portait la morte présentait du reste des taches caractéristiques au niveau des seins, tandis qu'elle était fortement maculée de sang à sa partie inférieure.

Les organes génitaux étaient le siége de graves lésions ; à l'extérieur, la vulve était assez largement béante, quoiqu'elle ne présentât ni éraillures ni dilacérations ; la fourchette, en particulier, n'était nullement déchirée. Le périnée était tendu et tuméfié par une accumulation de sérosité ; une portion de la muqueuse rectale faisait saillie à travers l'orifice anal et formait à l'extérieur un prolapsus de 8 centimètres environ.

Le vagin était largement dilaté ; sa paroi postérieure était gangrenée en plusieurs points. Une première plaque brunâtre ovalaire, ayant de 4 à 5 centimètres de haut sur 3 de large, était située à 3 centimètres au-dessus de la vulve; à son milieu on trouvait un petit pertuis qui faisait communiquer le vagin avec une poche anfractueuse et irrégulière qui s'ouvrait largement dans le rectum. Deux autres perforations semblables existaient au centre de deux autres plaques gangréneuses plus petites, situées au-dessus de la première, sur la paroi vaginale postérieure.

La cavité dans laquelle s'ouvraient ces trois perforations du vagin était formée par une dilacération du tissu cellulaire de la cloison recto-vaginale, la tunique de l'intestin étant déchirée à quatre travers de doigt au-dessus de l'anus. C'est par suite de cette déchirure que s'était produit le prolapsus dont il a été question plus haut.

Le col de la matrice était complètement effacé; il ne faisait aucune saillie dans le vagin; il se présentait sous l'aspect d'une large anfractuosité, dont la surface était rouge et ulcérée; la lèvre postérieure était déchirée et on y voyait un point noirâtre, gangrené.

L'utérus, très-ramolli, avait le volume du poing. Son tissu était fortement congestionné, d'une coloration livide. La surface interne contenait une bouillie couleur lie de vin, formée par du sang et du pus, au milieu de laquelle on rencontrait un débris de placenta ayant le volume d'un gros œuf de pigeon.

Toute la corne gauche de la matrice était détruite et il existait là une perforation qui faisait largement communiquer la cavité de la matrice avec celle du péritoine.

Le péritoine était enflammé dans toute son étendue. La portion de la séreuse qui recouvre les intestins était chagrinée, tapissée de fausses membranes de date récente; le petit bassin était rempli de pus.

L'ensemble de ces lésions nous montrait que la fille J... avait succombé à une péritonite suraiguë, et que cette péritonite avait été causée par la perforation de la matrice. Mais il restait à rechercher comment cette perforation avait été produite.

Or, l'état des organes génitaux nous montrait bien qu'il y avait eu une grossesse; l'état des seins et celui de la matrice ne pouvaient laisser aucun doute à cet égard; ils prouvaient même que la grossesse était assez avancée et qu'elle devait avoir atteint ou même dépassé le quatrième mois.

Mais, au nombre des constatations anatomiques que je venais de faire, il en était une qui me permettait d'établir que cette grossesse n'était pas arrivée à son terme, c'est que la vulve, qui avait donné passage au produit de la conception n'était ni déchirée, ni excoriée, comme elle n'aurait pas manqué de l'être si elle avait été traversée par la tête d'un fœtus à terme.

Je me trouvai, donc conduit, en rapprochant ces données : volume de l'utérus, état de la vulve avec intégrité de la fourchette, à admettre que si la grossesse avait atteint le quatrième mois, elle ne devait pas avoir dépassé de beaucoup le sixième.

Cela étant, il n'était pas permis d'attribuer au travail régulier de l'accouchement les lésions que j'avais trouvées, et en particulier celle qui existait sur la paroi postérieure du vagin et dans le rectum. Car, si, dans les accouchements longs et laborieux, lorsque la tête de l'enfant est très-volumineuse et disproportionnée avec les dimensions des conduits qu'elle doit traverser, il peut arriver que la pression exercée sur les parois de ces conduits détermine des gangrènes plus ou moins étendues ; lorsque ce fait se produit, la vulve se trouve elle-même distendue par cette tête trop volumineuse et elle est plus ou moins déchirée au moment du passage. C'est ce qui n'avait pas eu lieu dans ce cas, et c'est pourquoi il fallait, de toute nécessité, attribuer à une autre cause les désordres observés. Ces désordres étaient, du reste, de deux sortes, puisqu'il en existait et du côté de la cloison recto-vaginale et du côté de la matrice, qui avait été elle-même perforée. Ces altérations si étendues et si graves n'ont pu être causées que par des manœuvres abortives et je dois ajouter que ces manœuvres ont été exercées avec une maladresse et une brutalité peu communes. Ce qui m'a porté à penser qu'elles ont dû être faites par une main très-malhabile, armée, d'un instrument dont il ne m'a pas été possible de determiner la nature ni la forme. En tout cas ce sont ces manœuvres qui ont provoqué l'avortement de la fille J..., puis sa mort, qui a dû suivre de très-près cet avortement. C'est pourquoi je me suis trouvé suffisamment autorisé à formuler les conclusions suivantes :

I. — La fille J... est morte d'une péritonite suraiguë, causée par une perforation de la matrice.

II. — Cette perforation est la conséquence de manœuvres exercées dans le but de déterminer un avortement qui s'est produit peu de temps avant la mort.

III. — L'avortement a eu lieu avant terme et à une époque de la grossesse qui, à quelques semaines près, peut être évaluée approximativement entre le quatrième et le sixième mois de la gestation.

Dans les faits dont je viens de vous entretenir, messieurs, les désordres observés ont pu, par leur nature même, aussi bien que par leur étendue, par la brutalité avec laquelle ils ont été produits, révéler en quelque sorte l'inexpérience et la maladresse de la main qui les a opérés, et c'est un renseignement qu'il est précieux de recueillir, car il peut suffire pour mettre la justice sur les traces des coupables. C'est ainsi que, par opposition à ces lésions grossières, révélant une main maladroite et inhabile, dans une affaire qui a eu un très-grand retentissement et qui a été jugée en 1852 par la cour d'assises de la Seine, des lésions très-nettes, très-habilement pratiquées, ont permis de reconnaître l'intervention d'individus appartenant à la profession médicale. J'emprunte à M. Tardieu la relation de ce fait si intéressant et si instructif à la fois, qui perdrait à être analysé.

Le 21 avril 1852, entre huit et neuf heures du main, le docteur de Ch... se présenta à mairie du 2e arrondissement, et y fit la déclaration qu'une jeune fille, nommée Caroline, était décédée dans la soirée de la veille, rue Thérèse, chez la dame A..., sage-femme.

Aux questions qui lui furent adressées, il répondit qu'on ne connaissait à la jeune fille, d'autre nom que celui de Caroline; que c'était sans doute une fille de campagne, venue à Paris pour y faire ses couches, et à laquelle on avait dû donner quelques drogues dans son pays, car elle était morte subitement.

Une telle déclaration était de nature à faire naître des soupçons. Elle fut signalée à l'attention du docteur Guindet, chargé d'examiner l'état du cadavre et de vérifier les causes du décès.

Le docteur Guindet, en arrivant chez la sage-femme, fut frappé de certains désordres que présentait le corps soumis à sa visite. Il lui fut déclaré, soit par la sage-femme, soit par de C..., qui ne s'éloigna pas un instant, que la jeune fille morte était enceinte de cinq mois, et que, de certaines paroles prononcées par elle pendant son délire, on pouvait conclure, qu'on lui avait donné, dans son pays, quelque boisson pour la faire avorter.

Le docteur Guindet décida que le permis d'inhumer ne pouvait être accordé.

Instruit de ces faits par le maire du 2e arrondissement, le commissaire de police se transporta chez la sage-femme, accompagné du docteur Favrot. Il était alors cinq heures du soir.

Introduit dans un salon au premier étage, éclairé par deux fenêtres donnant, l'une, sur la rue Thérèse, l'autre, sur la rue Sainte-Anne, ils virent sur un lit, dans un état de putréfaction déjà avancé, le cadavre d'une jeune fille de vingt à vingt-deux ans environ; l'ayant découvert, ils reconnurent qu'un écoulement sanguin avait eu lieu par les parties génitales, et que le drap inférieur et le matelas en portaient la trace.

Le docteur Favrot eut bientôt à constater des désordres plus graves. Les organes de la génération avaient été enlevés en totalité. Les ouvertures du vagin et du rectum, ne formaient plus, suivant les expressions du docteur, qu'un vaste cloaque. Le docteur put y introduire d'abord le doigt, puis la main, puis le bras, sans rencontrer d'autre obstacle que les intestins.

L'autopsie du cadavre fut pratiquée à la Morgue, le 22 avril, par les soins des docteurs Favrot et Maisonneuve.

Cette opération eut pour résultat de confirmer les observations faites la veille et révéler que l'enlèvement déjà signalé de certains organes avait été pratiqué après la mort par une main exercée.

On lit dans le rapport rédigé à cette occasion :

« La vulve, le périnée, le vagin, l'urèthre, le rectum sont absents. A leur place existe une vaste ouverture à bords irréguliers, s'étendant: d'une part, de la symphyse du pubis au sacrum; et d'autre part, d'une tubérosité sciatique à l'autre.

« Par cette ouverture une main a pu s'introduire facilement dans l'intérieur du ventre.

« De tous les organes contenus ordinairement dans le petit bassin, il ne reste plus que la vessie. L'urèthre, le vagin, l'utérus, les ovaires, le rectum ont été complètement enlevés, sans qu'il en reste aucune trace.

« En examinant les draps dans lesquels le corps était enveloppé, nous avons trouvé quelques caillots sanguins et une masse informe dans laquelle un examen attentif nous a fait reconnaitre les débris d'un fœtus, âgé d'envion 4 à 5 mois. Ces débris consistaient en un mélange de chairs écrasées et de parties osseuses, parmi lesquelles nous avons reconnu plusieurs os du crâne, de la poitrine, de la colonne vertébrale et des membres.

« De tout ceci, il résulte : 1° qu'au moment de la mort, la fille Caroline était enceinte ou récemment accouchée; 2° que le fœtus contenu dans son sein en a été expulsé avant terme ; 3° que les organes ont été enlevés après la mort au moyen d'un instrument tranchant; 4° que cette ablation a été faite par une main exercée. »

En présence de faits aussi décisifs, il n'était pas douteux que la fille Caroline était morte victime d'un crime, et que la désorganisation constatée lors de l'autopsie avait pour but de faire disparaître les traces de ce crime.

Nous n'ajouterons qu'un mot à ce court exposé, c'est que les accusés n'ont imaginé, pour expliquer la mutilation du cadavre, que les hypothèses les plus absurdes, telles que les investigations peu mesurées du médecin appelé par le commissaire, qui aurait, en quelque sorte, dilacéré, broyé et détruit les organes en introduisant le bras tout entier dans le ventre; ou encore, la voracité des rats et des souris. D'un autre côté, les experts se sont bornés à exprimer leur étonnement à la vue d'un si énorme délabrement, qui leur a paru ne pouvoir être expliqué raisonnablement et constituer l'acte le plus stupide.

Appelé par M. le procureur général à suivre les débats où notre intervention lui paraissait pouvoir devenir nécessaire, nous avons conçu, dit M. Tardieu, une opinion beaucoup plus formelle et tout à fait en rapport avec les autres faits que la science possède. Il nous a semblé que les criminels, pour se décider à cette mutilation barbare dont les caractères anatomiques très-nettement tracés par MM. Maisonneuve et Favrot, démontrent qu'elle a été faite après la mort à l'aide d'un instrument très-tranchant et assez artistement; il nous a semblé que pour prendre ce parti, les auteurs de l'avortement ont dû y être forcés par le renversement, et l'issue au dehors de la matrice, survenus sous l'influence de tractions violentes, mal dirigées et compliquées de dilacérations, qui auraient certainement déterminé des douleurs atroces par lesquelles la mort si rapide s'expliquerait mieux que par toute autre cause. On comprend que l'on ait cherché, même au prix de cette mutilation, que son improbabilité même semblaitplus facile à faire accepter, à faire effacer les traces flagrantes, et comme le cachet même du crime imprimé sur les organes (1).

Si dans les cas que je viens de vous rapporter, Messieurs, et dans leurs analogues les lésions causées par l'action trauma-

(1) Tardieu, *loc, cit.*, obs. LIII, p. 160.

tique qui a été employée pour déterminer l'avortement sont tellement évidentes qu'elles ne puissent être méconnues et qu'il n'y ait pas la moindre hésitation relativement à la détermination des circonstances dans lesquelles elles ont pu se produire; il n'en est pas toujours de même, surtout lorsque ces lésions ne consistent qu'en de simples piqûres de la matrice; car si ces dernières perforent parfois toute la paroi utérine, elles n'intéressent souvent qu'une partie de ces parois. Ce qu'il y a de plus remarquable dans ces lésions de l'organe, c'est que, en raison même de la structure du tissu utérin, le travail inflammatoire causé par le traumatisme y est à peine perceptible, tandis que la séreuse qui recouvre le corps de la matrice devient aussitôt le point de départ d'une phlegmasie extrêmement aiguë, qui s'étend rapidement à la totalité du péritoine et ne tarde pas à causer la mort. J'ai pu constater ce fait de la résistance du tissu utérin au travail phlegmasique dans un cas que j'ai observé, en 1856, à l'hôpital Beaujon dans le service de M. Béhier, dont j'étais l'interne, et que j'ai présenté alors à la Société anatomique (1).

Une femme se présenta le samedi, 13 décembre au soir, à l'hôpital Beaujon. Elle disait qu'elle venait de faire une fausse couche et qu'elle éprouvait des douleurs vives du bas-ventre. Les questions les plus pressantes ne purent lui faire avouer que l'avortement avait été précédé de manœuvres intentionnelles.

Il y avait un ictère bien marqué, avec de la douleur dans la région du foie; le ventre était météorisé. On pensait que l'ictère devait être attribué à une péritonite sous-hépatique; mais on apprit qu'il s'était développé rapidement à la suite d'une visite judiciaire faite à la malade, la veille de son entrée. Les symptômes ne furent nullement amendés par l'application de sangsues et d'onguent mercuriel, la malade succomba.

L'autopsie fit voir une péritonite moins intense qu'on ne le supposait. Il n'y avait ni pus, ni fausses membranes dans le

---

(1) *Bulletin de la Société anatomique*, 2e série, t. I, p. 467, décemb. 1856.

péritoine. Toute la corne droite de l'utérus était détruite par la gangrène; l'utérus communiquait donc largement avec le péritoine, par une ouverture ayant le diamètre d'une pièce de cinq francs. Cette membrane avait mieux résisté à la gangrène que le tissu même de l'utérus; la perforation était moins large sur la séreuse que sur le tissu utérin. Cette gangrène n'avait déterminé qu'une métrite de voisinage très-peu intense et peu étendue, avec infiltration de pus dans le tissu utérin environnant, dont l'état contrastait avec l'intégrité des autres parties de la matrice. Il n'y avait rien du côté des voies biliaires. Il paraît que cette perforation de la matrice avait été opérée par l'introduction dans la cavité de cet organe de l'une des branches d'un fer à papillottes (1).

Dans un autre cas, qui a fait, de ma part, l'objet d'un rapport médico-légal, le travail phlegmasique était beaucoup moins étendu. Il s'agit de cette malheureuse que son mari avait fait avorter avec une tige de fer, qu'il avait fabriquée lui-même, en lui promettant d'en confectionner une en argent si l'opération réussissait au gré de ses désirs.

Des renseignements préliminaires que j'ai pu recueillir, il résulte que cette femme, âgée de 33 ans, est entrée le 18 janvier à l'Hôtel-Dieu, dans le service de M. le Dr Oulmont. Elle était affectée d'une péritonite aiguë et généralisée, à laquelle elle a succombé. Elle n'a pas fait connaître la cause de sa maladie au médecin qui la soignait, mais, dans la journée du 19, son état s'étant aggravé de façon à nécessiter les soins de l'interne de garde, elle lui a déclaré que, se sentant enceinte et voulant mettre un terme à sa grossesse, elle avait introduit, elle même, dans ses organes génitaux une tige de métal terminée par une boule. Ces manœuvres auraient eu lieu dans la soirée du samedi 15 et auraient été bientôt suivies d'un écoulement sanguin abondant, puis du début de la péritonite qui a déterminé la mort. Pendant tout le cours de la maladie, qui a duré du 15 au 20 janvier, il y a eu des vomissements abondants, qui n'ont

(1) Cette observation a été rapportée par M. Tardieu. *Loc. cit.*, p. 154.

pas été recueillis, mais qui étaient plutôt grisâtres que colorés par de la bile.

Au moment de l'autopsie, qui a eu lieu environ 40 heures après la mort, l'abdomen, entièrement distendu par des gaz, portait antérieurement des traces d'une application de sangsues faite à l'hôpital; on ne voyait aucun indice de plaie ou de contusion.

A l'ouverture de l'abdomen, je trouve le péritoine rouge épaissi, les anses intestinales sont agglutinées par des fausses membranes, peu résistantes, de nouvelle formation. Le ventre contient du pus en notable quantité; ce sont là les lésions caractéristiques de la péritonite qui a causé la mort.

L'utérus est volumineux, il a de 8 à 9 centimètres de hauteur, sur 7 à 8 de largeur, à son fond. La portion du péritoine qui le recouvre n'est ni plus rouge, ni plus enflammée que celle qui tapisse les autres organes abdominaux. On ne voit sur sa surface externe aucune trace de perforation.

Si l'on examine l'utérus par son extrémité inférieure et par sa face interne, on trouve que, du côté du vagin, qui a été distendu par des accouchements antérieurs, mais qui ne présente aucune lésion spéciale, l'orifice du col est entr'ouvert et déchiré, comme cela a lieu au moment d'un accouchement ou d'un avortement; une petite ecchymose, d'un millimètre de diamètre à peine, existe sur la surface inférieure du museau de tanche, un peu à gauche, mais il n'y a là aucune éraillure de la muqueuse. Toute la cavité du col présente une coloration d'un rouge foncé, violacé et ecchymosé par places. Une de ces ecchymoses, qui correspond à une des plicaturess de l'arbre de vie, est profonde et pénètre d'un demi-centimétre environ dans la paroi utérine, sans cependant la perforer. Il y a eu bien certainement, en ce point, une pression assez violente, exercée par un corps étranger introduit à travers l'orifice du col utérin.

La rougeur et les ecchymoses n'existent que dans la partie inférieure ou cervicale de la cavité utérine; dans la partie supérieure, c'est-à-dire dans la cavité du corps même de la matrice, la muqueuse a sa coloration rose normale. Sur la paroi intérieure on trouve l'insertion d'un placenta récemment détaché. Cette surface a environ deux centimètres et demi de diamètre; elle n'est pas enflammée, le tissu utérin est rosé à son pourtour, mais les parois de la matrice sont, dans toute leur étendue, plus épaisses et plus ramollies qu'à l'état normal.

Les ovaires, un peu congestionnés, comme tout le système génital, ne présentent aucune altération qui puisse être considérée comme étant le point de départ de la péritonite.

Il en est de même des reins, du foie, de la rate, qui est un peu friable, et de la totalité de l'intestin.

L'estomac contient une très-petite quantité de liquide d'une coloration grisâtre. Sa surface interne est enflammée, rouge, injectée au niveau de sa grosse tubérosité et sa muqueuse est le siége de plusieurs érosions de nature inflammatoire, qui occupent surtout sa petite courbure. Autour de chacune de ces petites ulcérations, dont la plus grande n'a pas plus d'un centimètre de diamètre, il existe une vascularisation trés-intense, qui, se prolongeant à une certaine distance, est la cause de la coloration rouge étendue à la majeure partie de la muqueuse stomacale.

Le cœur et les poumons sont sains.

Les altérations qui viennent d'être décrites, rapprochées des renseignements recueillis pendant la vie de la femme C... démontrent que la mort de cette femme est bien due à une péritonite et que cette péritonite a eu son point de départ dans les organes génitaux et plus particulièrement dans l'utérus. Elles ont, en outre, une signification bien plus importante; car elles nous permettent de préciser encore davantage et de placer dans le segment inférieur de l'utérus, c'est-à-dire dans son col, le début de l'inflammation qui s'est ensuite propagée vers le péritoine. Il y a, en effet, une opposition très-marquée entre l'état dans lequel nous avons trouvé les deux segments de la cavité utérine, dont l'un, le supérieur, n'est nullement altéré, tandis que l'autre, l'inférieur, présente une rougeur non-seulement inflammatoire, mais même ecchymotique, comme celle que l'on rencontre sur les surfaces qui ont été le siége de violences ou de sévices.

Or, l'état de la cavité du corps de l'utérus nous permet d'affirmer que cet organe renfermait un produit de conception, lequel a été récemment expulsé, alors que la grossesse était tout à fait à son début et sans qu'aucune altération de cette partie de la matrice nous explique cet avortement. Comment donc a-t-il pu se produire?

S'il s'était effectué spontanément ou sous l'influence d'une maladie, soit de la matrice, soit de l'œuf, nous trouverions des indices de cette maladie dans la cavité du corps même de la matrice, nous verrions l'inflammation avoir son point de départ sur la plaie placentaire ; mais il n'en est rien et nous trouvons, au contraire, la cavité du col rouge, enflammée, ecchymosée, présentant la trace évidente d'une violence exercée à l'aide d'un instrument analogue à celui dont la femme C... a dit s'être servie pour se faire avorter. Cette déclaration concorde donc parfaitement sur ce point avec nos constatations, desquelles il résulte, en effet, qu'une tige de métal a été introduite dans la cavité utérine et que cette tige n'a pas pénétré jusque dans la cavité du corps de l'utérus, mais qu'elle a exercé son action dans la cavité du col, pour déterminer d'abord l'avortement, puis la péritonite qui a causé la mort.

Il reste cependant douteux pour moi que l'introduction de cette tige rigide, si incomplète qu'elle ait été, ait pu être effectuée par la femme elle-même, et il me semble, sinon absolument impossible, au moins très-difficile d'admettre que cette femme ait pu se livrer seule à une semblable manœuvre, sans y être aidée par une personne plus expérimentée.

Cette manœuvre n'est probablement pas l'unique tentative qui ait été faite pour provoquer l'avortement qui a eu lieu. L'état d'inflammation dans lequel j'ai trouvé la muqueuse de l'estomac démontrait que des substances irritantes avaient été ingérées depuis un certain temps. Mais l'examen chimique des matières contenues dans cet organe n'a permis d'y reconnaître la présence d'aucune substance toxique.

Mes conclusions furent les suivantes :

I. La femme C... est morte de péritonite.

II. Cette péritonite a succédé à un avortement.

III. La cause de cet avortement, et le point de départ de cette péritonite, est un traumatisme exercé dans la cavité du col de l'utérus, au moyen d'une tige rigide.

IV. Il est probable que des substances irritantes, réputées abortives, ont été administrées par les voies digestives antérieurement à l'action de ce traumatisme.

La suite prouva combien ces conclusions était fondées, car le mari, reconnu coupable, avoua avoir exécuté lui-même les manœuvres qui avaient produit les lésions que j'avais constatées.

Je vous ai dit, messieurs, que, dans certains cas, des lésions assez graves pour déterminer la mort, peuvent être la conséquence des manœuvres abortives, sans que l'œuf ait été atteint et sans que l'avortement s'en soit suivi ; en voici deux exemples :

« Une jeune fille de 22 ans, enceinte de trois mois, se rend chez une sage femme, qui lui introduit dans les parties un instrument très-aigu. Au moment où celui-ci a pénétré profondément, elle ressent une violente douleur dans le ventre. Un peu de sang s'écoule, et, ses souffrances augmentant, elle est obligée de passer la nuit chez cette sage-femme, qui la ramène le lendemain matin à son domicile, où elle l'abandonne. Les douleurs vont en augmentant rapidement, et, malgré le traitement le plus énergique, la mort survient le quatrième jour.

« A l'autopsie, on trouve une péritonite très-aigue, dont le principal foyer est concentré autour de la matrice. Celle-ci contient un fœtus, enveloppé de ses membranes intactes et non enflammées et des eaux de l'amnios, restées limpides; dans l'épaisseur des parois du col, on découvre une perforation étroite, qui se prolonge en haut et en arrière, jusqu'à 6 centimètres environ et s'ouvre à la partie postérieure de l'utérus. La surface de la plaie fistuleuse était noire, mais le tissu environnant était sain. Il n'y avait aucune trace de caillots sanguins. L'œuf n'avait donc pas été intéressé. » (1).

(1) Ollivier d'Angers, cité par Tardieu.

« Une femme âgée de 36 ans, enceinte de six mois, s'adressa à un charlatan, qui, sur sa demande, se mit en devoir de la faire avorter et pratiqua une opération qui, au bout de douze heures, était suivie de la mort de la patiente et amenait cet homme devant la justice. L'autopsie à laquelle procédèrent quatre médecins, permit de constater les faits suivants : le cadavre était exsangue; la cavité abdominale renfermait une énorme quantité de sang, en partie coagulé; la paroi postérieure de l'utérus offrait une ouverture du diamètre d'une sonde ordinaire, qui s'étendait jusqu'à l'artère iliaque interne du côté droit, qui était elle-même perforée, un peu au-dessous de son origine. L'ouverture du vaisseau aurait pu admettre une plume d'oie. Trois autres piqûres existaient à travers l'utérus, dans une direction à peu près semblable. Toutes les quatre avaient leur point de départ au col de l'utérus, de sorte qu'un stylet, introduit dans le vagin, en suivait très-aisément le trajet. Malgré leur multiplicité, aucune de ces ponctions n'avait atteint l'œuf. Les membranes étaient intactes, ainsi que le fœtus. » (1).

Dans tous ces cas de perforation ou de blessure de la paroi utérine, on reconnaît sans hésiter l'action du traumatisme qui a été pratiqué en vue de déterminer l'avortement, que ce dernier ait eu lieu ou non. Je n'ai donc pas besoin d'insister sur les caractères anatomiques propres à ces lésions, pas plus que sur les conclusions qu'elles vous autoriseront à poser. Mais quelquefois, et trop souvent même, la lésion n'est pas apparente, quoique l'action traumatique ait été exercée et ait produit son effet; aussi, grand est l'embarras de l'expert, qui, constatant la présence d'un avortement récent, et reconnaissant que cet avortement est bien réellement la cause de la mort, n'a par devers lui aucun signe certain qui lui permette de reconnaître comment s'est produit cet avortement, ni s'il a été spontané ou provoqué. Lorsque le doute existe dans son esprit, il est de son devoir de formuler ce doute devant les magistrats qui l'ont

(1) Raynard. *Americal journal of medic. scienc*, 1853 (cité par Tardieu).

commis, sans chercher à suppléer par des hypothèses plus ou moins hasardées, aux données scientifiques, positives et précises sur lesquelles il doit toujours asseoir ses conclusions. Mais il est aussi de son devoir de chercher à étendre le cercle de ces données scientifiques, en étudiant les signes nouveaux sur lesquels l'attention n'a pas été encore suffisamment attirée, et d'apprécier, au moyen d'observations bien faites, la valeur et l'importance de ces signes, dans les cas où ils peuvent être constatés. C'est à ce point de vue, et seulement pour éveiller l'esprit d'investigation de ceux d'entre vous que ce sujet peut intéresser, que je veux vous parler, messieurs, des petites ecchymoses qui, dans un des cas dont je vous ai donné la relation (1) existaient au fond du vagin, sous la muqueuse tapissant les culs-de-sac et surtout sous celle qui revêt la surface du museau de tanche.

J'ai observé ces ecchymoses, plus ou moins étendues, dans quatre autopsies, que j'ai eu à pratiquer sur des femmes récemment avortées. Trois de ces avortements étaient bien manifestement dus à une action criminelle, reconnue à d'autres signes incontestables ; et dans ces trois cas j'ai cru devoir attribuer la présence de ces ecchymoses aux contusions exercées sur le fond du vagin et sur la surface du col utérin, par la manœuvre des instruments introduits dans ces organes. Je m'y trouvais d'autant plus autorisé, que je ne sache pas que semblable lésion ait été notée à la suite des avortements naturels ou même des accouchements à terme, effectués sans le secours d'aucun instrument obstétrical. C'est donc un signe qui peut et doit avoir une certaine valeur. Cependant il faudrait bien se garder d'en exagérer l'importance, car bien des circonstances étrangères aux manœuvres d'un avortement criminel peuvent nécessiter l'introduction, dans le fond du vagin, d'instruments ou de corps étrangers, susceptibles de contondre plus ou moins les parties, et, par suite, de donner lieu à la production d'ecchymoses toutes semblables à celles qui nous occupent.

Cette difficulté s'est présentée dans un cas où j'ai été commis

(1) Voyez p. 58.

par la justice, pour faire l'autopsie d'une femme morte d'hémorrhagie utérine, à la suite d'un avortement, et dont la métrorrhagie avait été combattue par l'application réitérée d'un tamponnement vaginal, en même temps que l'on faisait une tentative de transfusion du sang.

A l'examen du cadavre je ne trouvai d'autre plaie extérieure qu'une petite incision transversale de 1 centimètre à peine, au pli du coude du bras droit, sur le trajet de la veine céphalique. Cette incision, en tout semblable à celle qui aurait pu être faite pour pratiquer une saignée, avait servi à opérer la transfusion du sang. Il y avait, en effet, dans la veine, un caillot adhérent de 10 centimètres de long, et dans la gaîne cellulo-fibreuse de ce vaisseau une suffusion sanguine indiquant qu'il avait bien pu, en effet, être le siége d'une tentative opératoire de cette nature.

Tous les organes successivement examinés ont été trouvés exsangues et ne présentant aucune altération morbide suffisante pour expliquer la mort. Du côté du cœur le ventricule droit renfermait un tout petit caillot fibrineux, de date ancienne et formé sur place.

Il n'y avait pas de traces de péritonite, mais l'utérus était plus volumineux qu'à l'état normal, il débordait quelque peu derrière le pubis et mesurait verticalement 14 centimètres, horizontalement 11 centimètres, entre les insertions des deux trompes. Son tissu, complétement exsangue, était mou et friable; ses orifices inférieurs étant largement dilatés. La cavité utérine contenait un détritus noirâtre, sanguinolent que l'on retrouvait également dans le vagin. Sa muqueuse était boursouflée, rouge par places et présentant des arborisations colorées bien manifestes, tranchant avec la décoloration générale des autres tissus. Il existait au fond, et sur la paroi antérieure de la cavité utérine, les traces d'une plaie placentaire ayant une étendue de 4 centimètres en hauteur, sur 6 centimètres en largeur, et qui était produite par le décollement récent d'un œuf, qui n'a pas été retrouvé, dont il ne m'a pas été par conséquent possible de déterminer l'âge d'une façon exacte et précise. Cet utérus ne présentait aucune perforation, aucune trace appréciable de violences extérieures. Les ovaires étaient un peu gros, mous et exsangues, comme les autres organes; sur le droit on trouvait un corps jaune à la période de réparation, ayant le volume d'un gros pois.

Le vagin était dilaté; à sa partie supérieure on trouvait plusieurs ecchymoses, indices de manœuvres opérées sur ces parties; elles pouvaient parfaitement avoir été causées par les divers tamponnements qui ont été pratiqués pour arrêter l'hémorrhagie.

La vulve était béante, elle présentait, à la partie postérieure, sur la fourchette, une cicatrice ancienne, trace d'un accouchement antérieur. Il n'y avait pas d'éraillures, ni de dilacérations de date récente.

Les seins étaient peu volumineux, mais on en faisait sourdre, par la pression, un liquide lactescent, et, en les incisant, on trouvait les conduits galactophores remplis de lait, jusques dans leurs dernières ramifications.

De l'ensemble de ces faits je dus conclure que :

I° La fille F... était morte d'hémorrhagie;

II° Cette hémorragie avait eu lieu par la surface interne de l'utérus et elle était la conséquence d'un avortement;

III° Autant qu'il m'a été possible d'en juger par l'état des parties de la mère (développement de l'utérus, étendue de la plaie placentaire, état de seins, dilatation sans déchirure récente de la vulve), cet avortement a dû avoir lieu entre le quatrième et le sixième mois de la grossesse;

IV° Il n'est pas possible, avec les seules données que nous possédons, de dire s'il s'est fait naturellement ou s'il a été provoqué.

Comme vous le voyez, messieurs, la présence des ecchymoses dont nous nous occupons en ce moment n'a pas pu me servir à élucider, dans ce cas particulier, la question qui m'était posée par la justice et je n'ai pas hésité à avouer l'impossibilité dans laquelle je me trouvais de reconnaître si cet avortement avait été criminel ou accidentel. Peut-être l'examen du fœtus aurait-il pu m'éclairer, dans le cas où il aurait présenté certaines lésions dont je vous parlerai dans un instant, mais vous vous rappelez que le fœtus n'a pas été retrouvé et que, par conséquent, les renseignements qu'il aurait pu nous fournir nous ont complètement fait défaut. Je vous dirai, du reste, dans un instant, que si ces renseignements sont précieux quand ils présentent un caractère positif, ils manquent souvent de valeur lorsqu'ils sont négatifs, car le fœtus peut parfaitement ne pas avoir été atteint par les instruments qui ont servi à provoquer un avortement criminel.

Il existe cependant des cas où, sans que le fœtus ait été intéressé, sans même que la matrice ait été blessée par les manœuvres abortives, on peut encore, sinon reconnaître d'une façon incontestable l'action de ces manœuvres criminelles, au moins les prévoir, avec un ensemble de présomptions telles que, si elles ne sont pas suffisantes pour rendre le crime évident à tous les yeux, elles sont au moins de nature à le faire soupçonner et à mettre la justice sur ses traces.

Un des faits les plus intéressants de ce genre que j'aie eu l'occasion d'étudier et qui offrait les questions les plus délicates à résoudre m'a été fourni par le Dr Bonneau (de Mantes) qui l'avait soumis à l'appréciation de la Société de médecine légale Je fus chargé de rédiger un rapport sur cette affaire, dont voici l'exposé tel qui résulte des pièces qui m'avaient été communiquées, au nombre de trois, savoir :

1° Rapport du Dr G..., commis par le juge de paix de Houdan, pour examiner le cadavre de la fille R...;

2° Rapports des Drs P... et G..., chargés par le même magistrat de procéder à l'autopsie de ce cadavre ;

3° Rapport du Dr Bonneau, commis par le juge d'instruction, pour déterminer, d'une façon aussi rigoureuse que possible, la cause de la mort de la fille R..., d'après les renseignements contenus dans les deux précédents rapports, en rapprochant ces renseignements de l'examen anatomique de l'utérus, conservé à cet effet.

La fille R..., âgée de 26 ans, mourait le 20 décembre 1873, après quelques jours seulement de maladie. Le certificat délivré par le médecin traitant attribuait ce décès à une bronchite aiguë; mais l'opinion publique lui assignait une autre cause, et le juge de paix chargea M. le Dr G... de procéder à l'examen du cadavre. Notre confrère, ayant reconnu les traces d'une fausse couche récente, conclut à la nécessité d'une autopsie pour déterminer rigoureusement la véritable cause de la mort. — Le Dr P... lui fut adjoint pour pratiquer cette autopsie, qui leur révéla la présence des altérations suivantes :

« L'abdomen est ballonné, tendu; sur les cuisses, à la partie antérieure et latérale, on remarque des vergetures de la peau. (Dans le précédent rapport du docteur G..., il est dit que les seins ne sont pas très-développés, qu'ils sont assez fermes, qu'une aréole peu marquée entoure les mamelons, mais on ne signale pas la présence du colostrum ou du lait.)

« Les grandes lèvres sont œdématiées, on ne remarque *aucune trace de sang sur le pénil*. L'introduction du doigt dans le vagin se fait sans obstacle et le toucher permet de reconnaître que le col est allongé, mou, déchiqueté sur les bords, assez béant pour permettre l'introduction complète du doigt.

« Une quantité notable de gaz s'échappe à l'ouverture de l'abdomen. Le péritoine présente dans toute son étendue tous les signes de l'inflammation, et une quantité notable de pus occupe toute la cavité abdominale, surtout la cavité pelvienne.

« L'utérus remonte *à trois travers de doigt au-dessus de la symphyse pubienne*; il se présente sous l'aspect d'une masse noirâtre, molle, du volume d'une poire duchesse de moyenne grosseur. De gros vaisseaux sillonnent sa surface externe. La matrice, extraite de la cavité pelvienne, présente dans son diamètre antéro-postérieur, de 7 *à* 9 *centimètres*; dans son diamètre longitudinal, de 14 *à* 16 *centimètres*, et environ 9 *centimètres dans son diamètre transversal*. Le col allongé, mou, friable, est assez ouvert pour permettre au doigt d'entrer presque sans difficulté jusqu'au fond de la cavité utérine.

« *Extérieurement il n'existe aucune trace de déchirure.*

« La coupe longitudinale de cet organe montre une cavité oblongue et circulaire supérieurement. Le parenchyme présente à la coupe une épaisseur de 5 à 7 millimètres; *aucune déchirure ni aucune érosion de la muqueuse*. La cavité est vide. A la coupe, et surtout à la réunion du col et du corps, on découvre des abcès variant du volume d'une lentille à celui d'un grain de millet.

« Dans l'estomac, qui présente çà et là des traces d'inflammation, on ne trouve qu'un léger résidu grisâtre et peu abondant. La muqueuse ne présente aucune trace d'érosion.

« Pas de lésion de la rate et du foie.

« Épanchement séro-purulent dans les plèvres; les poumons présentent des signes de broncho-pneumonie. »

M. le Dr Bonneau ayant eu à examiner, environ 15 jours après, l'utérus, qui avait été conservé dans l'alcool, depuis le 21 décembre jusqu'au 5 janvier, complète les renseignements des premiers experts par ceux qui suivent :

« Le volume de cet utérus est considérable, les dimensions indiquées par les premiers experts étant au-dessous plutôt qu'au-dessus de la réalité; sa cavité est oblongue, la *muqueuse qui la tapisse est épaisse, ramollie, comme spongieuse.* Le col est très-engorgé, très-court et entr'ouvert; la putréfaction y est assez marquée. L'organe entier est très-épais, congestionné, offrant les signes d'un état phlegmasique très-intense; lorsqu'on le presse fortement entre les doigts, on fait dégager un *suintement de pus.*

« Ces altérations sont surtout marquées aux angles de la matrice, au point d'insertion des ligaments, mais leur summum d'intensité se trouve dans la portion cervicale, dans laquelle existent plusieurs foyers purulents très-circonscrits. »

Après avoir constaté ces différentes altérations anatomiques, M. le Dr Bonneau ajoute que les sections faites par les premiers experts sur le col, son état d'infiltration, et peut-être sa macération dans l'alcool, « *ne lui ont pas permis d'établir si cet état de phlegmasie suraiguë était le résultat d'une blessure, d'une cause traumatique.* »

Les questions qui se posaient devant la justice à l'occasion de ce fait, et dont elle demandait la solution à la science médicale, pouvaient être ainsi formulées :

1° Quelle a été la cause de la mort;

2° Cette mort a-t-elle été la suite d'un avortement ou d'un accouchement;

3° Peut-on déterminer s'il s'agissait plutôt d'un avortement oud'un accouchement à terme;

4° Peut-on préciser exactement combien de temps avant la mort s'est fait cet avortement;

5° Est-il le résultat de manœuvres criminelles;

6° Et subsidiairement. La personne qui a succombé a-t-elle reçu tous les soins que nécessitait son état et qu'on aurait dû lui donner si l'on n'avait pas tenu à cacher sa position de nouvelle accouchée, même au médecin appelé pour la traiter.

Nous allons examiner successivement chacune de ces six questions et chercher à établir, par la discussion, quelles réponses il convient de leur faire.

I. Les premiers experts avaient cru devoir attribuer la mort à des *accidents complexes*, existant à la fois et du côté du ventre et du côté de la poitrine; mais M. Bonneau nous paraît avoir beaucoup plus scientifiquement interprété la valeur et la signification pathologique de ces lésions multiples, en montrant qu'elles sont sous la dépendance d'une seule et même maladie, et que cette maladie a son point de départ dans le système génital interne. Quant à la dénomination à donner à cette maladie, elle soulève des questions doctrinales dont la discussion ne serait pas à sa place en ce moment; aussi n'entre-t-il pas dans mon intention de rechercher si le pus constaté par M. Bonneau, comme par ses deux confrères, dans l'épaisseur des parois utérines, était, ainsi qu'il le suppose, « infiltré entre les alvéoles du tissu conjonctif et dans les fibres musculaires constituant le parenchyme utérin », ou s'il n'était pas plutôt accumulé dans la cavité ou au pourtour des vaisseaux lymphatiques ou veineux. Que nous importe du reste, du moment où nous savons — et cela est absolument hors de toute contestation — que la présence du pus en ces points suffit pour expliquer l'apparition et de la péritonite purulente et de la pleurésie purulente, sans qu'il soit nécessaire, comme l'a fait judicieusement remarquer M. Bonneau, d'attribuer ces altérations multiples à des affections différentes, à marche parallèle, résultant d'un état pathologique complexe.

La maladie qui donne le plus habituellement lieu à ces lésions multiples est en quelque sorte spéciale aux nouvelles accouchées, et s'il est possible de la rencontrer, exceptionnellement, dans d'autres circonstances, il est parfaitement établi qu'elle constitue, pour ainsi dire, le type des accidents puerpéraux, auxquels succombent tant de malheureuses femmes en couches. Si telle est, en effet, la nature de l'affection qui a causé la mort de la fille R..., nous allons pouvoir trouver sur son cadavre des traces évidentes d'un accouchement récent.

II. Ces traces se rencontrent en effet, d'abord extérieurement, à la vulve, dont les *grandes lèvres sont œdématiées* et ont une teinte *congestive*, dit le premier rapport ; puis dans le vagin, qui est dilaté ; enfin *dans l'utérus*, dont le col est déchiré et dont tous les diamètres sont très-notablement augmentés, tant par l'agrandissement de sa cavité que par l'épaississement de ses parois. De telles modifications, survenues dans l'utérus, ne peuvent s'expliquer que par un accouchement ou un avortement récent. Ce point n'a donc aucunement besoin d'être discuté, il s'établit de lui-même de la façon la plus péremptoire, par le simple exposé des faits.

III. Ce qu'il est plus difficile de déterminer, dans l'espèce, c'est de savoir s'il s'est agi d'un *accouchement à terme ou d'un simple avortement.* — Disons tout d'abord que les dimensions mêmes de l'utérus doivent nous faire rejeter absolument l'idée d'un avortement survenu à une époque assez rapprochée de la conception. Cet utérus, qui s'élève à trois travers de doigt du pubis, qui a la forme et le volume d'une poire duchesse de moyenne dimension, qui mesure au moins 15 à 16 centimètres dans son diamètre vertical, est plus volumineux que ne le serait un utérus gravide de trois mois, contenant encore dans son intérieur le produit de la conception. Si, donc, on songe au retrait qui a dû certainement s'opérer dans les dimensions de cet utérus, depuis que le fœtus en a été expulsé, tout en tenant compte de l'arrêt notable que la présence du travail inflammatoire dont nous trouvons des traces a pu imprimer à ce retrait, on ne peut s'empêcher d'admettre que l'utérus dont il s'agit est certainement diminué de volume depuis qu'il s'est vidé. Si faible que puisse être cette diminution, elle permet de supposer que la grossesse était assez avancée pour que, sans pouvoir préciser exactement sa date, il soit permis de dire que le produit de cette grossesse était non plus un simple embryon, mais bien un fœtus véritable. Un autre signe prouve que la grossesse était assez éloignée de son début pour que l'utérus eût déjà acquis un certain développement : ce sont *les vergetures* existant sur la partie antérieure et latérale des cuisses.

Mais, à côté de ces signes d'une grossesse avancée, il en est d'autres qui prouvent qu'elle n'avait probablement pas atteint sa dernière limite. — Ainsi, les vergetures dont il vient d'être question n'ont été remarquées qu'à la partie supérieure des cuisses, et non sur la peau même de l'abdomen, comme cela a lieu pendant les derniers mois de la gestation. — Puis, les seins ne sont pas très-développés, il n'est pas dit qu'ils contiennent du lait, et l'aréole qui entoure leur mamelon n'est pas très-marquée. *Enfin, si la vulve est dilatée, elle ne l'est que modérément et surtout elle ne présente pas de déchirures*, ce qui prouve que l'accouchement a été facile, que la tête de l'enfant n'était pas volumineuse, que, par conséquent, cet enfant ne devait pas avoir atteint son entier développement

C'est là tout ce que nous pouvons dire, et *les bases scientifiques nous manqueraient absolument si nous voulions entreprendre d'aller plus loin.*

IV. — S'il ne nous a pas été possible de déterminer l'époque de la grossesse à laquelle s'est fait cet avortement, il nous sera tout aussi impossible d'établir depuis combien de temps il s'était effectué lorsque la mort est survenue. Évidemment il n'était *pas récent*, car on ne trouvait, ni dans le vagin, ni dans l'utérus, aucune trace de ces caillots sanguins qui y séjournent encore pendant assez longtemps après la délivrance. La cavité utérine était vide, dilatée et oblongue, et sa muqueuse, « seulement épaissie et ramollie, comme spongieuse, ne présentait aucune érosion », *la plaie placentaire était donc déjà en voie de réparation.*

Certainement les choses n'auraient pas été dans cet état si l'accouchement ou l'avortement n'avait pas remonté à plus de quarante-huit heures, et il y a même de fortes raisons de supposer qu'il remontait à une date encore plus éloignée.

Les premiers experts ont cru pouvoir fixer cette date à trois ou quatre jours avant la mort; mais M. Bonneau trouve ce terme trop rapproché et il a probablement raison, car l'état de dilatation de l'utérus, sur lequel on s'est fondé pour adopter ce terme, n'a aucune valeur dans l'espèce.

Lorsque les choses se passent d'une façon régulière et normale, on voit l'utérus, qui a acquis pendant la grossesse un volume vingt fois supérieur à celui qu'il avait avant la conception, revenir sur lui-même pour récupérer insensiblement ses dimensions premières. Ce retrait s'opère, sinon graduellement, au moins peu à peu, et si, comme l'a fait Béhier, on suit ce retrait le cordon métrique à la main, on voit l'utérus, qui, aussitôt après l'accouchement, remontait à 15 ou 16 centimètres au-dessus du pubis, revenir sur lui-même de façon *à disparaître derrière la symphyse, en moyenne, du sixième au huitième jour après la délivrance. Tandis que du troisième au quatrième jour il fait encore saillie de 6 à 8 centimètres*, soit environ de trois travers de doigt, comme cela avait lieu chez la fille R... S'ils avaient pu se placer à ce point de vue, de suites de couches parfaitement physiologiques et régulières, les premiers experts auraient donc eu parfaitement raison d'évaluer, d'après les dimensions de l'organe utérin, l'époque de la délivrance *à trois ou quatre jours avant la mort*. Mais M. Bonneau fait remarquer, avec beaucoup de justesse, que ce travail de rétrocession de l'utérus est toujours, et presque fatalement, arrêté lorsque les suites de couches sont traversées par une maladie quelconque et plus particulièrement, comme c'était le cas ici, par une inflammation de l'utérus lui-même ou des organes qui lui sont le plus intimement unis.

Lorsqu'il en est ainsi, non-seulement on voit le retrait de l'utérus s'arrêter et l'organe conserver, plus longtemps qu'à l'état sain, les dimensions qui lui restent par le fait de la grossesse, mais même perdre en quelque sorte ce qu'il avait gagné, de telle façon que, non-seulement il cesse de diminuer, *mais il augmente encore de volume*.

Dès lors, il n'est plus possible d'apprécier, d'après la mensuration seule de la matrice, depuis combien de temps a eu lieu la délivrance. C'est ainsi qu'il y a quelques jours, à l'autopsie d'une femme accouchée le 18 décembre et morte, le 8 janvier, d'accidents puerpéraux semblables à ceux auxquels a succombé la fille R..., j'ai trouvé, plus *de vingt jours après l'accouchement*, un utérus qui avait encore *12 centimètres de hauteur*, — 4 *seulement de moins que celui de la fille R...* La comparaison de ces deux faits montre combien sont justifiées les remarques de M. le docteur Bonneau, et combien nous devons être réservés lorsqu'il s'agit de chercher à détermiuer la date précise à laquelle doit être fixée l'époque de l'accouchement.

Toutefois, s'il ne nous est pas permis de préciser exactement cette date, nous pouvons cependant indiquer approximativement à quelle époque elle peut être rapportée. Ainsi, nous avons déjà établi qu'elle devrait certainement remonter à plus de deux jours, et très-probablement à plus de trois ou quatre jours avant la mort. D'un autre côté, nous venons de voir que l'utérus d'une femme morte vingt et un jours après l'accouchement et dans des conditions presque identiques, avait de 4 à 5 centimètres de moins que celui de la fille R... Nous pouvons donc en inférer que cette dernière est morte moins de vingt jours après son avortement. Combien exactement? C'est ce que nous ne saurions dire, mais *il nous semble que, en donnant à la justice ce double renseignement, plus de quatre jours, moins de vingt*, nous fournissons à ses investigations un élément assez utile pour qu'il ne doive pas être complètement dédaigné.

V. Nous lui serions certainement bien plus utiles, il faut le reconnaître, si nous pouvions répondre à la question de savoir s'il s'agit d'un avortement naturel, ou d'un avortement provoqué par des manœuvres criminelles. Mais malheureusement, sur ce point encore, nous nous trouvons réduits à faire un aveu complet d'impuissance.

Il ne peut s'agir ici d'un avortement provoqué par des médicaments ou breuvages, dont l'action abortive est toujours contestable, et qui auraient déterminé sur la muqueuse gastro-intestinale des désordres plus intenses que la très-légère injection observée sur quelques points de la surface interne de l'estomac. Nous ne nous occuperons donc que des *manœuvres exercées directement sur l'utérus* en vue de provoquer ses contractions. Quand on se sert, pour ces manœuvres, d'une tige rigide introduite dans la cavité utérine, on peut, si l'on agit maladroitement, déterminer une perforation des parois utérines, comme cela a eu lieu dans deux faits dont les observations ont été présentées à la Société anatomique, la première par M. Hersent, en 1845, l'autre par moi, en 1856 (1). Mais les choses ne se passent pas toujours ainsi, et j'ai vu nombre de femmes, qui m'ont avoué avoir été soumises à de semblables manœuvres, sans que ce terrible accident soit survenu.

Si, donc, la présence de certaines lésions, produites sur les parois de la matrice, peut être une indication précieuse pour permettre d'affirmer qu'il y a eu une action agressive tentée en vue de provoquer l'avortement, l'absence de ces lésions ne suffit pas pour établir qu'une semblable tentative n'a pas été faite.

Lorsqu'il en est ainsi, la femme ne succombant pas et refusant de dire ce qui s'est passé, l'examen de sa personne ne peut absolument pas permettre d'établir qu'elle s'est fait volontairement avorter. Mais l'examen du fœtus, s'il est retrouvé, peut, dans certains cas, éclairer la justice, car ce fœtus présentera peut-être des traces de la violence extérieure qui a été exercée sur lui pour provoquer son expulsion hors de la matrice. Malheureusement ces indices si précieux manquent absolument eux-mêmes lorsque, au lieu d'une sonde rigide, on s'est servi d'injections intra ou extra-utérines pour solliciter les contractions qui ont déterminé l'avortement. Lorsqu'il en est ainsi, nous ne connaissons absolument aucun indice que nous puissions recueillir, soit sur le corps de la femme, soit sur l'embryon ou le fœtus, alors même que ce dernier nous serait représenté, pour nous permettre, non-seulement d'affirmer,

(1) Voir plus haut, p. 56.

mais même de supposer qu'il se puisse agir d'un avortement provoqué plutôt que d'un avortement spontané, survenu sous l'influence d'une cause morbide quelconque. Il nous semble donc que ce serait aller plus loin que les données scientifiques ne permettent de le faire que de dire :

« L'étendue et la nature des désordres existant dans la matrice, le péritoine et les plèvres, me portent à penser, sans que je puisse en fournir la preuve matérielle, que l'avortement a été amené par des manœuvres directes dont les traces ont pu disparaître ou qui ont pu avoir lieu sans laisser de traces. » Même avec la restriction qui l'accompagne, cette proposition ne doit pas être maintenue, car s'il est vrai que des manœuvres abortives puissent être exercées sur une femme, sans laisser de traces dans ses organes, et c'est ce que nous venons d'établir précédemment, il n'est pas exact de dire que ces manœuvres se puissent préjuger d'après des désordres existant dans la matrice, encore moins par ceux que l'on rencontre dans le péritoine et les plèvres. Cela est si vrai que, d'une part, ces désordres étendus se rencontrent dans le plus grand nombre des cas de métrite puerpérale avec infection purulente, tandis que la mort peut survenir à la suite de perforation de la matrice, par ces manœuvres abortives, sans que les désordres produits aient une étendue aussi considérable. C'est ainsi que chez la femme que j'ai vue mourir de perforation utérine et dont j'ai présenté la matrice à la Société anatomique en 1856, il y avait une péritonite bien moins intense qu'on aurait été tenté de le supposer, moins intense surtout que celle observée chez la fille R..., sans pus ni fausses membranes dans le péritoine. Et cependant l'utérus était largement perforé, toute sa corne droite était detruite par la gangrène ; mais cette gangrène n'avait déterminé qu'une métrite de voisinage très-peu intense et très-peu étendue, de telle sorte que l'on ne rencontrait pas, dans l'épaisseur du parenchyme utérin, cette infiltration de matière purulente qui s'observait chez la fille R...

Nous n'admettrons pas davantage que la probabilité de l'avortement provoqué se puisse déduire de « l'intensité de la gravité et de la rapidité des accidents qui ont déterminé la mort de la fille R... » comparée à « *l'innocuité presque constante des fausses couches naturelles.* » Car rien n'est moins avéré que cette inocuité des fausses couches naturelles. Chacun sait en effet que, à la suite d'un avortement, les femmes sont exposées à des accidents au moins aussi graves et aussi intenses qu'à la suite d'un accouchement à terme. C'est au point que, si nous interrogions nos impressions et nos souvenirs à cet égard, en l'absence de tout relevé rigoureux et précis, nous serions assez disposé à penser que c'est la proposition inverse qui se rapproche le plus de la vérité.

A quelque point de vue que nous examinions la question, nous ne trouvons donc ni un signe médical positif et certain, ni même une simple présomption scientifique qui puisse nous permettre d'établir que cet avortement a été provoqué par une main criminelle.

VI. Mais ce que nous ne pouvons affirmer à la Justice d'après un examen purement médical, elle peut avoir le moyen de le découvrir par une enquête. Et, en vue de cette enquête, il peut, il doit même y avoir un certain intérêt pour elle à savoir si, à la suite de son avortement, la fille R... a reçu tous les soins que nécessitait son état. C'est pourquoi nous avons cru devoir nous poser, à titre subsidiaire, la sixième question qui avait été déjà agitée par M. Bonneau. Or, il faut bien se rappeler que le cadavre de la fille R..., morte de péritonite, ne portait aucune trace d'une médication quelconque, dirigée du côté de l'abdomen, ni ventouses, ni sangsues, ni vésicatoires, ni pommades; rien, absolument rien n'avait été fait et l'on s'était bien gardé de parler de l'état de l'abdomen au médecin. dont toute l'attention avait été dirigée du côté de la poitrine, a ce point que, sur son certificat de décès, il indiquait une maladie thoracique comme cause de la mort.

Pourquoi a-t-on agi ainsi ? Pourquoi a-t-on tenu à laisser cet avortement demeurer clandestin, à ce point qu'on en a fait disparaître le produit, si, en même temps qu'il était clandestin, il n'était pas criminel ? C'est ce qu'il ne nous appartient pas de rechercher. Mais il n'est pas douteux que, pour avoir voulu cacher l'état de cette jeune fille, on l'a privée des soins que nécessitait cet état, et on l'a fait en parfaite connaissance, car la même main qui a fait disparaître son enfant, lui a donné les soins de toilette exigés par sa position de nouvelle accouchée puisque ni ses parties génitales, ni le haut de ses cuisses ne présentaient ces macules de sang qui sont inévitables à la suite de la parturition. En cherchant la main qui l'a aidée dans ces circonstances, la justice parviendra peut-être à trouver celle qui a pu l'aider à hâter le terme de sa délivrance.

De la discussion à laquelle nous venons de nous livrer, nous tirerons les conclusions suivantes, comme réponses aux questions que nous nous étions posées en commençant cette étude :

I. La maladie à laquelle la fille R... a succombé avait son point de départ dans une inflammation des organes génitaux internes, de la nature de celles qui se produisent chez les femmes nouvellement accouchées.

II. L'état de l'utérus démontre qu'il y avait eu un accouchement ou un avortement très-récent.

III. Plusieurs signes importants permettent de penser que la grossesse n'était pas tout à fait arrivée à son terme, quoiqu'elle fût assez avancée.

IV. Il n'est pas possible de déterminer exactement depuis combien de temps cet avortement avait eu lieu. Tout ce qu'il est permis d'affirmer, c'est que, tout en remontant à plus de quarante-huit heures, il ne datait cependant que d'un petit nombre de jours.

V. Il est absolument impossible de reconnaître, dans ce cas, si l'avortement est survenu naturellement ou s'il a été provoqué par des manœuvres criminelles.

VI. La façon dont a été soignée la fille R..., démontre, à n'en pas douter, qu'on a tenu à cacher, même à son médecin, sa position de nouvelle accouchée, quoiqu'il y eût auprès d'elle quelqu'un qui ne devait pas ignorer cette position et qui lui aidait à la dissimuler.

Ces conclusions furent adoptées à l'unanimité par la Société de médecine légale, et si j'ai cru devoir vous rapporter *in-extenso* le travail qui avait pour but de les justifier, c'est moins pour vous montrer dans quels détails il importe souvent d'entrer pour élucider une question de médecine légale, que pour vous apprendre combien les moindres indices peuvent devenir précieux, pour nous permettre de résoudre les importantes questions qui peuvent nous être posées.

II. — Autopsie du fœtus. Comparaison des lésions qu'il présente avec celles qui existent sur le corps de la mère.

L'examen du cadavre du fœtus peut, je vous l'ai déjà dit, messieurs, nous fournir d'importants renseignements ; mais malheureusement cet élément précieux d'appréciation manque trop souvent à l'instruction, grâce au soin que les coupables savent prendre de faire disparaître le corps du délit. C'est là un signe assez caractéristique qui pourrait, dans une certaine mesure, aider non pas à reconnaître, mais au moins à soupçonner les avortements criminels, que cet empressement avec lequel on se hâte de cacher ou de supprimer le fœtus, empressement qui contraste d'une façon singulière avec les précautions que l'on prend pour le conserver, afin de le soumettre à l'examen médical, dans les cas d'avortement accidentel. Une sage-femme, qui se livrait à la pratique habituelle des avortements, avait trouvé l'ingénieux moyen de se débarrasser des produits de ses manœuvres criminelles, en s'entendant avec un employé des pompes funèbres, qui venait les recueillir chez elle et les faisait disparaître, en les plaçant dans les cercueils des corps qu'il était chargé d'ensevelir.

Je crois vous avoir suffisamment démontré que la présence du fœtus n'est pas toujours indispensable pour permettre de reconnaître le crime d'avortement, et je puis ajouter que, dans bien des cas, l'examen du fœtus pourrait ne nous apporter aucun élément d'appréciation nouveau, si, comme il arrive fort souvent, il ne portait aucune trace des manœuvres qui auraient eu pour résultat de provoquer son expulsion prématurée. Il peut arriver, en effet, que la poche des eaux soit perforée par un corps étranger, introduit dans la cavité utérine, et que l'avortement soit la conséquence de cette aggression intéressant seulement les membranes de l'œuf, sans que le fœtus ait été atteint par l'agent vulnérant, — on a même vu dans certains cas, vous vous le rappelez, la perforation de la matrice être suivie de mort sans que l'œuf ait été lui-même atteint en aucune façon (1). On peut donc trouver un fœtus parfaitement sain et intact, à la suite d'un avortement criminel provoqué à l'aide de manœuvres qui ont déterminé les plus graves lésions dans les organes de la mère.

Il en résulte que l'intégrité du fœtus n'a, par elle-même, aucune valeur absolue au point de vue de la question qui nous occupe ; mais il n'en est pas de même lorsque, au lieu de cette intégrité, il présente certaines lésions qui ont, elles, une importance capitale. C'est ainsi qu'à la suite d'avortements, provoqués par l'introduction d'une tige rigide dans la cavité utérine, on trouvera sur diverses parties du fœtus, des perforations ou des piqûres, déterminées par la pointe de cette tige. — Ces perforations existent plus habituellement à la tête ; on les trouve quelquefois aussi sur le tronc. — Elles sont généralement assez profondes (de 1 à 2 centim.), d'autres fois elle ne constituent qu'une simple dépression de la peau, et s'accompagnent d'une suffusion sanguine, témoignant que la piqûre a bien été faite pendant la vie du fœtus. — D'autres fois il y a de véritables déchirements, des dilacérations plus ou moins étendues, qui, à la présence du sang extravasé, se reconnaissent comme ayant été faites pendant la vie fœtale.

Toutes ces lésions doivent être constatées avec soin et signalées dans le rapport, même dans le cas ou le fœtus serait examiné seul et sans qu'on sache quelle est la femme qui en est avortée, car plus tard on peut retrouver cette femme et il est nécessaire que les premières enquêtes contiennent tous les détails les plus circonstanciés pour que, par la suite, l'action de la

(1) Voyez p. 61.

justice ne se trouve pas entravée faute de renseignements suffisants.

Ce à quoi vous devrez surtout vous attacher, lorsque vous aurez à examiner un fœtus provenant d'un avortement que l'on aura lieu de pouvoir considérer comme criminel, ce sera de chercher à déterminer l'âge de ce fœtus à partir du jour de la conception.

Je croirais sortir des limites de mon sujet si je vous énumérais ici les signes principaux qui peuvent vous aider à déterminer l'âge approximatif d'un embryon ou d'un fœtus. Vous les trouverez, du reste, dans tous les ouvrages classiques.

C'est surtout par cette détermination de l'âge du fœtus et par sa concordance avec l'époque de la grossesse à laquelle était arrivée la femme qui vient d'avorter, que l'on parvient à acquérir, sinon la preuve, au moins la présomption que c'est bien là le produit expulsé par cette femme. Ce premier point une fois acquis, il importe ensuite d'établir un rapprochement entre les lésions constatées sur la mère et sur l'enfant et de déterminer la corrélation qui peut exister entre ces lésions, afin de savoir si ces lésions ont bien été produites au même moment, sous la même influence et par le fait des mêmes manœuvres criminelles. Cela n'est pas toujours possible, mais il y a des circonstances, dans lesquelles cette corrélation peut être mise en évidence de la façon la moins contestable. C'est ce qui a eu lieu dans un des cas les plus émouvants que j'aie eu l'occasion d'observer et dont je vous ai promis de vous donner la relation détaillée.

Au mois de juin 1875, mourait d'hémorrhagie utérine, une femme qui tenait un débit de tabac et de liqueurs, et, dans l'arrière-boutique ou elle avait succombé, on trouvait une boîte d'ordures contenant un fœtus. Je fus chargé de faire l'autopsie de ces deux cadavres. En voici le résultat :

1° — *Autopsie de la femme V...* — Le cadavre est celui d'une femme de 25 à 30 ans, forte, vigoureuse, parfaitement constituée, ayant un embonpoint moyen. La rigidité cadavérique a disparu, mais il n'y a pas encore de putréfaction. La face est remarquablement pâle, quoique non amaigrie; il n'existe extérieurement aucune trace de blessure, telle que plaie ou contusion, mais les parties génitales et la face interne des cuisses sont couvertes de larges taches de sang, qui se prolongent jusqu'aux jambes et aux pieds. Un sinapisme Rigollot est collé à la face interne du mollet droit.

Les seins sont modérément distendus, leur aréole est très-foncée et, par la pression, on fait suinter quelques gouttes de colostrum.

La vulve est ouverte, béante, mais non déchirée ni excoriée. Le vagin contient des caillots sanguins, c'est de ces organes que provient le sang qui macule les cuisses et les jambes.

A l'ouverture de l'abdomen on ne trouve pas de signes de péritonite ni récente ni ancienne, pas de météorisme. La vessie est vide et rétractée derrière le pubis; l'utérus est volumineux, son fond remonte jusqu'à la moitié de la distance qui sépare l'ombilic du pubis, sa surface externe est sillonnée de larges vaisseaux veineux, gorgés de sang; il a 19 centimètres de hauteur sur 14 de largeur, extérieurement au niveau des insertions des trompes; il ne présente extérieurement du côté du péritoine aucune trace de déchirure ni même d'inflammation, mais il n'en est pas ainsi en ce qui concerne son extrémité inférieure ou vaginale et surtout sa surface interne. Du côté du vagin, l'orifice externe du col utérin est entr'ouvert mais non complètement dilaté, il ne présente extérieurement ni plaies ni déchirures; un caillot sanguin et des membranes placentaires sont engagés dans cet orifice, le caillot s'enlève facilement mais les membranes adhèrent solidement et on ne peut les détacher par une traction même énergique. En ouvrant la cavité utérine on constate que ces membranes se continuent avec un placenta mamelonné, et tellement adhérent à la face interne de l'utérus qu'on ne peut l'en séparer que par le raclage avec un instrument tranchant. Ce placenta, auquel n'adhère aucun fragment de cordon, correspond par ses dimensions à une grossesse d'environ cinq mois. La surface interne de la cavité du corps de l'utérus, à laquelle il adhère intimement au niveau de la corne gauche, ne présente qu'une congestion modérée, sans aucune altération morbide ; mais dans la cavité du col, au-dessus de l'orifice externe, on trouve des lésions extrêmement importantes à signaler et qui ne peuvent avoir été produites que par un traumatisme, par une action aggressive exercée directement sur cette partie de la matrice.

C'est d'abord une injection extrêmement vive de toute cette partie de la muqueuse utérine, qui a pris une couleur violacée très-générale, ne disparaissant pas par le lavage. Cette coloration est rendue plus intense par la présence de larges ecchymoses, disséminées sous la muqueuse et qui sont dues à une suffusion sanguine produite pendant la vie.

C'est ensuite une plaie intéressant toute l'épaisseur de cette muqueuse ; cette plaie, large excoriation ovalaire, à grand diamètre vertical, siége vers le côté gauche et dans l'intérieur de la cavité cervico-utérine, ses dimensions sont approximativement celles d'une pièce de 1 franc.

Cette excoriation et les ecchymoses qui l'environnent ne peuvent avoir été produites que par un corps étranger introduit à travers l'orifice externe de l'utérus, jusque dans l'intérieur de la matrice.

La trace de l'action de ce corps étranger se retrouve aussi dans le vagin, dont la partie supérieure, celle qui embrasse le col utérin, est tachée de nombreuses ecchymoses toutes fraîchement produites et dont les dimensions varient depuis celle d'une petite lentille jusqu'à celle d'une grosse noisette. Une seule présente un volume aussi considérable; le sang qu'elle contient est noirâtre et coagulé ; elle est de date récente et elle s'est produite sous l'influence d'un traumatisme exercé sur ce point pendant la vie.

L'extrémité inférieure du vagin n'est le siége d'aucune altération semblable. J'ai déjà dit qu'il contenait du sang coagulé et que la vulve, tout en étant ouverte, ne présentait ni écorchures, ni dilacérations.

Les ovaires sont volumineux, congestionnés mais sains, le gauche contient un corps jaune du volume d'une cerise, tapissé d'une membrane blanchâtre et renfermant un peu de sérosité citrine.

Les poumons sont sains, bien crépitants.

Le cœur contient peu de sang; celui qui se trouve dans les grosses veines est fort peu abondant et séreux.

Le foie est gras.

L'estomac, assez dilaté, contient un liquide violacé dans lequel il est facile de reconnaître l'odeur du vin. La muqueuse gastrique est un peu congestionnée et présente, à sa face postérieure, une injection plus marquée formant une large tache de 5 centimètres sur 3, d'un rouge vif, sans ulcération.

Les intestins et les autres organes sont sains.

De tout ce qui précède, je crois devoir conclure :

I. La femme V... a succombé à une hémorrhagie causée par un avortement récent.

II. Cet avortement correspond à une grossesse qui n'était pas à terme, mais qui pouvait avoir atteint approximativement le cinquième mois depuis la conception.

III. Les lésions trouvées dans la cavité du col de l'utérus ainsi qu'à la partie supérieure du vagin démontrent que des manœuvres ont été opérées pendant la vie de cette femme pour provoquer l'expulsion prématurée du produit de sa grossesse.

2° — *Autopsie du fœtus.* — Le fœtus avait été enveloppé dans un papier jaunâtre d'emballage, qui s'était déchiré et dont les lambeaux de diverses grandeurs sont restés adhérents à sa peau. Il n'y a pas encore de putréfaction.

Ce fœtus est du sexe féminin, il pèse environ 270 à 275 gr., sa longueur totale est de 26 centimètres; le cordon ombilical s'insère très près du pubis et à 2 centimètres au-dessous de la moitié du corps. Ce cordon a 16 centimètres de long et il est arraché à son extrémité placentaire où il existe un lambeau de membrane de 2 centimètres de large; les cheveux et les ongles sont à peine apparents. La face, le cou et la tête portent les traces de grandes violences; tous les os du crâne sont fracturés, brisés en petits morceaux et le cuir chevelu est déchiré de façon à montrer que la tête a été littéralement broyée. Aussi n'est-il pas possible de mesurer ses divers diamètres; mais, la dure-mère ayant résisté et ne présentant aucune déchirure, je puis prendre la circonférence totale du crâne, qui est de 15 centimètres, et en déduire que le diamètre moyen était de 5 centimètres environ.

La peau de la face et celle du cou sont déchirées, comme celle du crâne, et, à la réunion du cou avec la tête, au-dessous de l'apophyse mastoïde du côté gauche, la déchirure pénètre assez profondément dans le tissu sous-cutané et dans les muscles.

Le côté gauche de la face est également déchiré, les paupières sont enlevées et l'œil est, en partie, sorti de l'orbite. Il n'existe pas de lésions semblables sur le tronc, ni sur les membres.

La pulpe cérébrale est réduite en bouillie d'un gris rosé.

Les poumons ont l'aspect fœtal, toutes leurs parties plongent au fond de l'eau.

Au cœur, le trou de Botal est largement ouvert, le canal artériel est libre.

Le foie est volumineux, la vésicule biliaire est distincte mais vide.

Les intestins sont petits ; il y a du méconium vers la fin de l'intestin grêle.

Pas de points d'ossification à l'extrémité inférieure du fémur. On en trouve un au centre du calcanéum.

En ce qui concerne le fœtus j'arrivais d'après ces données à conclure :

I. L'âge de ce fœtus peut être rapporté à la période comprise entre le cinquième et le sixième mois de la vie intra-utérine,

II. Il a subi des violences qui ont dû être exercées sur lui pendant l'acte même de la parturition et qui étaient de nature à causer sa mort.

III. Ces violences ont-elles eu pour but de provoquer son expulsion prématurée hors du sein de la mère ?

C'est ce qu'il nous serait difficile d'établir d'une façon positive par l'examen seul de son cadavre, mais nous pouvons le déduire du rapprochement de ces lésions avec celles que nous avons trouvées sur le cadavre de la femme V...

C'est ce que je fis dans une troisième partie de mon rapport que j'intitulai :

3° — *Rapprochement des lésions constatées sur le cadavre de la femme V... et sur celui du fœtus.* — La première question que nous devons nous poser est celle de savoir si ce fœtus est bien celui dont la femme V... est accouchée, peu de temps avant sa mort. Or, il a été établi précédemment : d'une part, que la grossesse de la femme V... était encore assez éloignée du terme, tout en ayant dépassé le cinquième mois, et, d'autre part, que l'âge du fœtus pouvait être fixé à la période comprise entre le cinquième et le sixième mois de la gestation. Il y a donc là une concordance dont il faut tenir compte, et qui, si elle n'est pas une preuve irrécusable, établit au moins une forte présomption.

De plus, le cordon resté adhérent à l'ombilic du fœtus est entier et présente même, à son extrémité libre, un fragment de membrane, indiquant qu'il a été violemment arraché de son insertion placentaire, et nous trouvons sur le cadavre de la femme un placenta adhérent dans la cavité utérine, sans aucune parcelle de cordon, et dont les membranes dilacérées sont engagées à travers l'orifice du col utérin.

Enfin, la tête du fœtus présente des lésions correspondant assez exactement avec celles qui se rencontrent dans les organes génitaux de la femme V... pour qu'il soit permis de reconnaître que les unes et les autres ont été produites simultanément, par la même agression. En effet, cette tête qui avait à peine 5 centimètres de diamètre, n'a pu être broyée, comme elle l'était, par le seul fait des contractions utérines la poussant à travers les détroits d'un bassin rétréci ; d'abord parce qu'on ne trouve pas de rétrécissement aussi exagéré, puis parce que la compression exercée par les contractions utérines ne suffirait pas pour produire de pareils désordres.

Les lésions du crâne et surtout celles du cou et de la face ne peuvent avoir été produites que par un instrument en forme de pince ou de crochet qui aurait été employé pour saisir cette tête et l'extraire de vive force. Peut-être un doigt vigoureux, terminé par un ongle dur et tranchant aurait-il pu produire ces désordres, mais cette hypothèse est peu admissible, et il est infiniment plus probable que l'agent producteur des lésions dont il vient d'être parlé est un instrument en métal.

Les lésions constatées à la partie interne de la cavité du col de la matrice de la femme V...n'ont pu, de leur côté, être produites que par un agent agressif analogue. Par leur nature et par leur situation, elles témoignent : qu'un corps étranger a été introduit à travers l'orifice externe de l'utérus, non encore dilaté par le travail physiologique préparatoire de l'accouchement ; que ce corps étranger, quel qu'il soit, introduit dans la cavité utérine y a exercé de violentes et énergiques pressions, puisqu'il a déterminé non-seulement une vascularisation inflammatoire de tout le segment inférieur de l'utérus, mais de nombreuses ecchymoses et enfin une excoriation, une ulcération assez étendue de sa muqueuse. L'action vulnérante de ce corps étranger ne s'est pas exercée seulement dans la cavité utérine, puisqu'on en trouve des traces manifestes au fond du vagin, qui est couvert d'ecchymoses nombreuses et étendues.

Pourrait-on admettre que la pression exercée par la tête du fœtus, au moment de l'accouchement se faisant naturellement, aurait pu suffire pour déterminer ces lésions de la muqueuse utérine et du vagin ? En aucune façon, et par cette raison toute simple que de semblables lésions ne se peuvent produire naturellement, physiologiquement que si l'accouchement est long et laborieux ; c'est-à-dire quand l'enfant est à terme et que sa tête a des dimensions exagérées par rapport au diamètre des voies génitales de la mère. Mais s'il en est ainsi, le col de l'utérus se déchire pour livrer passage à la tête, et la vulve, elle-même, est le siége d'excoriations, de déchirures dont les traces sont non-seulement apparentes les jours qui suivent, mais le plus habituellement persistantes et tout à fait indélébiles. Or, dans le cas actuel, le col s'était refermé après avoir donné passage au fœtus et il n'était nullement déchiré à son orifice; de plus, si la partie supérieure du vagin était couverte d'ecchymoses, sa partie inférieure était intacte et la vulve, assez dilatée pour livrer passage à une tête de 5 centimètres de diamètre, n'avait certainement pas été franchie, depuis peu de temps, par un corps du volume d'une tête de fœtus à terme.

Nous voyons donc d'une part un fœtus qui a été arraché violemment du sein de sa mère, à l'aide des manœuvres dont sa tête, sa face et son cou portent des traces évidentes; de l'autre une femme dont les organes génitaux ont été meurtris par les manœuvres faites pour extraire, avant terme, l'enfant qu'elle portait, et il nous paraît difficile de ne pas admettre que ces deux résultats ont été produits par la cause.

Il resterait à se demander si l'accouchement prématuré, ou, pour parler plus exactement, l'avortement de la femme V... ne peut pas reconnaître une autre cause que les manœuvres agressives et directes dont il vient d'être parlé et si, par exemple, il ne peut pas avoir été causé par l'ingestion de certains médicaments ou breuvages. A la rigueur, il n'est pas impossible que des tentatives n'aient été primitivement faites dans ce sens, mais outre qu'elles auraient eté à peu près certainement infructueuses, rien ne montre qu'elles aient eu lieu; il y avait bien une certaine rougeur de l'estomac, mais elle pouvait bien plutôt dépendre de l'usage des boissons alcooliques auxquelles cette femme devait être adonnée, — comme le prouve l'état gras de son foie, — que de toute autre cause. Du reste, elle a pris, pendant les derniers instants de sa vie, une assez grande quantité de vin et de spiritueux pour expliquer cette congestion. Il est vrai que ces stimulants ont pu lui être administrés, dans l'intention de la ranimer, pendant les défaillances qui ont précédé son dernier soupir. En tout cas, que des substances abortives lui aient été ou non administrées, ce ne sont pas ces substances qui ont causé son avortement et sa mort; l'un et l'autre sont la conséquence de manœuvres exercées directement par les voies génitales.

Le fait de l'avortement criminel, provoqué à l'aide de manœuvres exercées directement sur l'utérus et avec une brutalité excessive, était donc parfaitement démontré. Il ne restait plus qu'à retrouver l'auteur de ces manœuvres.

Mais c'est alors que surgirent des difficultés sans nombre,

résultant de la vie désordonnée que menait cette malheureuse. Un jeune étudiant en pharmacie, qui était son amant, fut d'autant plus compromis qu'on le trouva nanti de nombreux agents toxiques et de travaux relatifs à l'apiol. Mais il n'était pas seul à jouir des faveurs de la femme V..., et, comme sa boutique ouvrait directement sur la rue, il ne fut pas possible de savoir ni où, ni avec qui elle avait passé les deux dernières nuits qui avaient précédé sa mort. On ne put, par conséquent, déterminer à quel moment précis avaient pu être pratiquées les manœuvres abortives dont elle avait été la victime.

L'expertise médico-légale avait donné tout ce quelle pouvait en montrant la réalité du crime, en en fixant même approximativement la date, il ne lui appartenait pas d'aller plus loin.

Cet exemple, vous montre Messieurs, jusqu'à quel degré de précision, je dirai même de certitude il est possible d'arriver lorsqu'on a l'occasion de pouvoir réunir et comparer les renseignements fournis par l'examen du cadavre du fœtus en même temps que par celui de la mère.

Ce rapprochement est surtout indispensable pour permettre de résoudre une question qui ne manquera pas de vous être posée, principalement lorsque parmi les accusés se trouveront des personnes appartenant à la profession médicale. C'est de savoir si les lésions observées sur les organes génitaux d'une femme qui a succombé aux suites d'un avortement, sont bien réellement les signes d'une action criminelle, ou si elles n'ont pas pu se produire d'une façon toute fortuite et spontanée, pendant le cours d'un avortement naturel, — ou bien encore, ce qui est souvent plus spécieux, si elles ne peuvent pas être la conséquence soit d'un traitement entrepris dans les conditions les plus innocentes, soit de manœuvres justifiées par la nécessité de combattre les accidents d'une fausse-couche imminente ou déjà effectuée.

Je vous ai cité un cas dans lequel les ecchymoses de la partie supérieure du vagin, à la présence desquelles il convient, je crois, d'attacher une réelle importance, ont pu être causées tout aussi bien par le tamponnement pratiqué pour arrêter la métrorrhagie consécutive, que par les manœuvres qui auraient pu être exercées pour provoquer l'avortement, — d'où impossibilité absolue de conclure. — Mais pourquoi? parce que ces petites ecchymoses ne s'accompagnaient d'aucune autre lésion plus caractéristique. Supposez que, à côté d'elles, nous eussions trouvé une perforation ou même une simple piqûre de l'utérus, est-ce qu'alors nous n'aurions pas été suffisamment éclairés par l'anatomie pathologique? Il est très-vrai qu'on aurait pu encore nous dire: ces lésions sont la conséquence de l'introduction d'instruments employés inopportunément sans doute, mais sans intention criminelle et dans un but exclusivement thérapeutique. On ne saurait contester la possibilité d'un semblable accident; mais lorsqu'il se produit entre des mains honorables, ce n'est pas avec le caractère de clandestinité qui accompagne la pratique de l'avortement criminel, et si la justice intervient, elle est mise au courant de toutes les circonstances du fait, dès le début de l'instruction; elle peut sans peine retrouver le fœtus, ou tout au moins apprendre de ceux qui l'ont vu, en quel état il était au moment de son expulsion. Ces conditions, qui permettent d'apprécier la moralité de l'acte, mettent aussi l'expert à même de se bien rendre compte de la façon dont il s'est accompli et de reconnaître, dès le principe, la véritable valeur d'explications, dont la véracité devra toujours être révoquée en doute, si elles ne surgissent qu'au cours de l'instruction et à la suite de tentatives infructueuses entreprises pour essayer de dissimuler le fait même de l'avortement.

Du reste, si ces explications, qu'il ne doit jamais accepter, sans un minutieux contrôle, peuvent être quelquefois plausibles lorsqu'il s'agit d'une simple piqûre de la matrice, elles ne le sont plus lorsqu'on se trouve en face de perforations plus étendues, tant de l'utérus que du vagin. C'est en vain que l'on invoquerait alors, ou une application de forceps, ou le fait bien plus rare encore de la rupture spontanée de l'utérus, pendant le travail. L'une et l'autre de ces explications ne seraient admissibles que s'il s'agissait d'un avortement survenu, non pas même dans les derniers mois, mais seulement dans les dernières semaines de la grossesse, et vous savez que ce n'est pas dans ces conditions que l'avortement criminel se pratique le plus habituellement. En tout cas, il est bien rare qu'une application de forceps se fasse sans témoins, et ce serait à la personne qui y aurait eu recours, d'abord de justifier sa nécessité, puis de donner des détails sur ce qui se serait passé pendant cette opération obstétricale.

Quant aux ruptures spontanées de la matrice, elles sont plus exceptionnelles encore ; elles n'ont lieu que pendant les derniers mois de la grossesse, au moment même de l'accouchement, et sont toujours expliquées par un état morbide qui met obstacle à la parturition, soit qu'il s'agisse d'une oblitération des orifices ou du vagin, soit qu'il s'agisse, ce qui est plus habituel, d'un rétrécissement du bassin, causé par un vice congénital ou par une production pathologique. Nous ne saurions, en effet, considérer comme spontanées les ruptures de la matrice, qui sont la conséquence d'un traumatisme quelconque, d'un coup reçu dans cette région, et qui ne manquerait pas de déterminer d'autres lésions, auxquelles il serait facile de reconnaître son action.

Un des caractères importants des ruptures spontanées de l'utérus, et qui permet en quelque sorte de les distinguer sans hésitation de celles qui sont dues à des manœuvres abortives, c'est leur étendue et leur siége. Tandis que les perforations, produites à l'aide d'un instrument introduit dans la cavité utérine par une main criminelle, sont généralement peu étendues et siégent presque invariablement sur le fond de l'utérus, vers une de ses cornes, ou intéressent, ce qui est plus rare, le milieu d'une de ses parois, les ruptures spontanées constituent de vastes déchirements qui siégent soit au niveau des insertions vaginales, soit le long de l'un des bords, depuis l'insertion du vagin jusqu'à celle de la trompe correspondante, soit sur le fond, mais en occupant presque tout l'intervalle compris entre les deux insertions des trompes. Ces déchirures ne sont pas arrondies comme les perforations traumatiques, et leurs bords sont toujours frangés et irréguliers.

Enfin, circonstance importante à noter, ces déchirures constituent un accident fortuit, dont l'apparition peut être facilement remarquée pendant le cours du travail, et souvent le fœtus, au lieu de continuer son mouvement de progression vers l'extérieur, est brusquement arrêté et remonte même jusque dans la cavité péritonéale, où il se retrouve encore au moment de l'autopsie. En tout cas, qu'il soit expulsé ou non, on ne le fait pas disparaître, et sa présence, aussi bien après les accouchements laborieux ayant nécessité une application de forceps, qu'après les ruptures spontanées de l'utérus, vient faciliter singulièrement le travail de l'expert.

Dans quelques-uns des faits dont je vous ai donné la relation, vous avez vu que la déchirure utérine s'accompagne de lésions analogues du côté du vagin. C'est pour se bien rendre compte de la façon dont ont pu se produire ces dilacérations du vagin, qu'il est surtout indispensable de pouvoir examiner le cadavre du fœtus. On sait, en effet, que pendant le travail naturel de l'accouchement, il peut arriver, et il arrive souvent que les parois vaginales, comprimées par la tête trop volumineuse et qui reste trop longtemps au passage, ou se déchirent, ou sont le siége d'eschares grangréneuses qui se détachent plus tard. C'est ainsi que se forment la plupart des fistules vésico-vaginales, dont vous avez pu observer d'assez fréquents exemples dans les services de chirurgie, — mais n'oubliez pas, Messieurs, que ces altérations ne peuvent s'expliquer que par une compression énergique plus ou moins prolongée. Or, si le fœtus n'est pas à terme, si la tête est peu volumineuse, si elle a pu franchir la vulve sans la déchirer ou la dilater outre mesure, à moins qu'il n'y ait un rétrécissement du bassin, il ne sera pas possible que la compression indispensable ait eu lieu. Si donc, dans ces conditions, on trouve le vagin déchiré, comprimé, gangréné, perforé, comme cela avait lieu dans deux des cas que je vous ai cités, il faudra de toute nécessité conclure que ces lésions ne se sont pas produites spontanément pendant le travail, qu'elles sont la conséquence d'une manœuvre quelconque, de l'application des instruments employés pour pratiquer l'avortement.

III — Examen de la femme vivante.

Nous nous sommes trouvés jusqu'à présent, Messieurs, en présence de cadavres dont nous avons pu examiner avec soin tous les organes, jusque dans l'intimité de leurs tissus, afin d'y rechercher, d'abord la cause de la mort, puis les traces, même les plus légères et les plus fugitives, des manœuvres qui ont pu être employées pour pratiquer l'avortement. Et cependant vous avez vu que, même dans ces circonstances si favorables à nos investigations les plus minutieuses, il nous est arrivé souvent de nous trouver en face de difficultés assez sérieuses, moins pour reconnaître s'il y a eu avortement récent que pour déterminer si cet avortement a été naturel ou provoqué. Ces difficultés sont bien plus grandes encore, lorsqu'il s'agit de faire les mêmes recherches, non plus sur un cadavre, mais sur le corps d'une femme vivante, et vous savez que parmi celles qui ont recours aux pratiques odieuses de l'avortement criminel un très-grand nombre échappent aux dangers auxquels elles se sont exposées. — C'est par l'examen de la personne de ces femmes que la justice nous demande de l'éclairer en nous posant assez habituellement les trois questions suivantes : 1° Y a-t-il eu avortement récent, ou remontant à telle époque indiquée par l'accusation? 2° Dans l'affirmative, à quelle époque de la grossesse s'est fait cet avortement? 3° A-t-il eu lieu naturellement, d'une façon toute spontanée, ou a-t-il été provoqué et par quels moyens a-t-il été provoqué?

Il serait, dans le plus grand nombre des cas, non pas seulement très-difficile, mais, je n'hésite pas à le déclarer, absolument impossible pour le médecin expert de répondre à de semblables questions, s'il n'avait pour s'éclairer d'autres ressources que le simple examen physique des organes de l'inculpée. Sans doute cet examen lui sera utile, indispensable même, mais il ne saurait lui suffire, surtout lorsqu'il se sera écoulé, depuis l'époque de l'avortement présumé, un temps assez long pour que tout soit rentré dans l'ordre et que les organes lésés aient repris leur aspect accoutumé.

Il y aura bien toujours quelques changements dans la couleur, dans la forme, dans le volume, dans les rapports des parties; mais ces changements, si importants à constater, n'acquèrent leur véritable signification que s'ils ne peuvent être expliqués par aucun autre état morbide que le fait de l'avortement. Or, ces etats morbides, ces maladies de la matrice ou des organes voisins ont des symptômes particuliers, qui nous permettent de les diagnostiquer. D'un autre côté, la grossesse qui a dû précéder l'avortement donne lieu à la production d'un certain nombre de phénomènes symptomatiques qui marquent son début et auxquels il est possible, sinon de la reconnaître avec une certitude absolue, au moins de la soupçonner avec une grande probabilité. — Il importe donc à l'expert de savoir quels sont ceux de ces symptômes qui ont été éprouvés par la femme dont l'examen lui est confié, afin de déterminer, par l'ensemble de ces symptômes, par leur filiation, par la façon dont ils se sont groupés, quel a été le fonctionnement des organes génitaux de cette femme, s'il y a eu une maladie ou une grossesse commençante et si cette grossesse a été interrompue par un avortement.

Mais comment pourra-t-il se procurer tous ces renseignements si indispensables? d'une façon bien simple; en les demandant à la femme soumise à son examen. Il devra donc l'interroger et l'interroger avec le plus grand soin, comme nous le faisons tous les jours pour chacun des individus sur la nature de la maladie desquels nous tenons à poser un diagnostic rigoureux et certain, afin de pouvoir ensuite instituer un traitement méthodique, qui leur soit réellement utile.

On pourra vous dire, Messieurs, qu'en procédant à un tel interrogatoire l'expert sort de ses attributions pour empiéter sur celles du magistrat instructeur et qu'il devrait se borner à de simples constatations médicales, dont ce dernier tirerait ensuite tel parti qu'il pourrait. Je ne saurais trop hautement protester contre une telle façon de comprendre et de restreindre le rôle de l'expert, car elle aurait pour conséquence inévitable de nuire à la bonne administration de la justice, en la privant inutilement d'une partie importante des lumières que nous pouvons lui apporter. Bien certainement nous ne devons pas aller au delà de la mission tracée par le magistrat qui nous commet, et s'il juge que, une fois nos constatations matérielles terminées, notre concours lui est inutile, il ne nous appartient pas de le lui imposer pour d'autres investigations. — Mais combien peu se contentent d'une expertise aussi incomplète, surtout lorsqu'il s'agit de questions délicates et difficiles à résoudre, comme celles que soulèvent les affaires d'avortement, à propos desquelles il ne s'agit pas seulement de connaître les faits, mais de les interpréter pour pouvoir leur assigner leur véritable signification.— En cas pareil, la moindre indication, qui serait insignifiante pour une personne étrangère aux choses de la médecine, acquiert pour nous une importance de premier ordre, et peut, si elle est recueillie à propos, mettre sur la voie de toute une série d'indices et de renseignements qui, sans cela, ne pourraient pas être utilisés. — C'est ce que savent fort bien les magistrats qui ont l'habitude de nous commettre et qui, particulièrement soucieux de mettre à profit toutes les lumières que nous pouvons leur apporter, nous chargent, non-seulement d'examiner la personne de l'inculpée, mais de l'interroger, de prendre connaissance de toutes les pièces de la procedure, de demander au besoin aux témoins entendus les renseignements complémentaires qui peuvent nous être utiles, en un mot de rechercher par nous-mêmes et de grouper tous les éléments médicaux de l'instruction, pour arriver à la manifestation de la vérité.

Cette façon de comprendre le rôle du médecin expert, en l'associant plus directement à l'action de la magistrature, a le double avantage de relever et d'agrandir sa mission, tout en lui fournissant les moyens de la remplir avec plus d'autorité, et, par conséquent, avec plus de profit pour la bonne administration de la justice.

Je n'aurais que l'embarras du choix pour vous fournir des preuves de l'efficacité de cette manière de procéder.

Les personnes qui se livrent à la pratique des avortements et qui en font pour ainsi dire métier ont, je vous l'ai dit, une sorte de clientèle qui s'adresse à elles, et qui se trouve toujours plus ou moins compromise dans les poursuites dont ces personnes sont l'objet ; d'où la nécessité de voir, d'examiner, d'interroger un certain nombre de femmes, dont les unes se sont reellement fait avorter, dont les autres ont pu en avoir l'intention, sans qu'elle se soit réalisée. Comment savoir s'il y a eu des manœuvres, si ces manœuvres ont été suivies d'effet, et surtout quelles ont été ces manœuvres, si l'expertise se borne à un simple examen de la personne de chacune de ces femmes ? quand surtout les faits remontent, comme cela arrive trop souvent, à une époque déjà assez éloignée pour que toute trace de la grossesse, de l'avortement et du traumatisme exercé ait depuis longtemps disparu ? Que si, au lieu de procéder au simple examen physique de la personne de chacune de ces femmes, l'expert les interroge avec soin, il apprendra d'elles si elles ont réellement éprouvé les symptômes d'une grossesse commençante ; il reconnaîtra à quel moment était arrivée cette grossesse lorsqu'on a entrepris de la faire disparaître ; il se rendra compte de l'efficacité des manœuvres auxquelles on a eu recours, si ces manœuvres lui sont avouées ; et, en rapprochant les diverses déclarations qu'il aura pu recueillir, il verra si les manœuvres ont été semblables ou différentes et pourra reconnaître ainsi, d'après la manière d'opérer, si c'est la même personne qui a agi dans les divers cas soumis à son appréciation.

Cette année, la Cour d'assises de la Seine a eu à juger et a condamné sévèrement deux avorteuses, qui ont comparu devant elle, accompagnées chacune de plusieurs de leurs victimes, considerées comme leurs complices.

Elles n'opéraient pas de la même manière. L'une se servait d'un spéculum à travers lequel elle poussait une aiguille à tricoter, qu'elle faisait pénétrer jusque dans la cavité utérine. L'autre employait des tiges de baleine, qu'elle glissait sur son doigt, préalablement introduit dans le vagin. La manœuvre était décrite absolument de la même façon par chacune des femmes qui avaient eu affaire soit à l'une, soit à l'autre de ces deux matrones et cet accord, entre personnes qui ne se connaissaient pas, qui n'avaient pu se concerter pour faire des déclarations identiques, donnait une grande valeur à chacune de ces déclarations.

Dans une de ces deux affaires, j'ai pu établir qu'une des femmes, qui avouait s'être fait avorter une fois, avait fait antérieurement un autre avortement qu'elle cherchait à dissimuler. Et ce n'est certainement pas par l'examen de sa personne que je suis parvenu à faire cette découverte ; c'est en allant, en vertu d'une délégation du juge d'instruction, chercher à l'hôpital des renseignements sur les diverses maladies pour lesquelles elle y était entrée à plusieurs reprises, que j'ai trouvé, sur l'une de ses pancartes, la preuve de l'avortement en question. Cette preuve résultait de notes, au crayon, écrites par l'interne avec des abréviations qui les auraient rendues parfaitement incompréhensibles pour tout autre que pour un médecin ; et si cette pièce, d'une importance si capitale, n'avait été vue que par un magistrat, il n'aurait certainement pas jugé utile de la joindre au dossier, ni, par conséquent, de m'en demander la signification.

En interrogeant la femme qu'il est chargé d'examiner, l'expert ne doit pas se contenter d'enregistrer ses réponses ; il doit les contrôler pour voir d'abord, si elles concordent entre elles, puis si elles concordent avec les constatations médicales qu'il peut relever. Vous ne devez pas oublier, en effet, Messieurs, que si un certain nombre des déclarations qui nous sont faites peuvent être empreintes de véracité, ce n'est pas le cas le plus ordinaire et que d'habitude on cherche à nous tromper. Mais il arrive aussi qu'après avoir essayé de nous égarer par des mensonges plus ou moins habiles, on entre dans la voie des aveux, lorsqu'on s'aperçoit qu'il n'y a pas moyen de nous en imposer plus longtemps. Même quand il reçoit ces aveux, l'expert doit toujours se tenir en garde, car il est rare qu'ils soient complets, et derrière la portion de vérité qu'on lui abandonne, parce qu'il l'a découverte, il en reste toujours que l'on cherche à lui cacher. Ce qui doit le guider, c'est la constatation matérielle de l'état des organes ; et ce qu'il lui faut découvrir c'est la cause des lésions qu'il constate, quand les choses ne sont pas à l'état normal. S'il trouve une maladie soit de l'utérus, soit des organes voisins, il doit s'enquérir, avec soin, du début et de l'origine de cette maladie, en suivre l'évolution pour arriver à déterminer si elle est survenue spontanément, c'est-à-dire sous l'influence de causes capables d'expliquer sa production en dehors de toute action abortive, ou si, au contraire, elle peut être attribuée à un avortement soit naturel, soit provoqué par une action criminelle. On ne peut nier, Messieurs, que la difficulté soit grande lorsqu'il s'agit de porter ainsi ce diagnostic rétrospectif, mais elle est loin d'être insurmontable, et c'est seulement par un interrogatoire bien dirigé que l'on peut arriver à la résoudre.

Je viens de vous dire, Messieurs, que l'expert doit contrôler, par ses constatations personnelles, toutes les déclarations faites par les personnes qu'il est chargé d'examiner. Je n'ai pas besoin d'ajouter que ces constatations ne doivent jamais être faites qu'avec le consentement de la personne intéressée, et qu'il y a toujours avantage à mentionner ce consentement sur le rapport, en s'abstenant rigoureusement d'exercer ou de laisser exercer aucune contrainte, en cas de refus.

Mais après vous avoir fixé sur ce point de déontologie, je dois vous parler de certains cas dans lesquels il peut arriver que les constatations médicales soient en désaccord avec les déclarations de la femme examinée, non parce qu'elles permettraient de reconnaître les traces d'un avortement dissimulé, mais bien, au contraire, parce qu'elles ne permettraient pas de retrouver celles d'un avortement déclaré. La supercherie, dans ce cas, est certainement plus rare que dans l'autre ; cependant il faut être prévenu de sa possibilité pour pouvoir être à même de la découvrir. Ici encore les résultats de l'interrogatoire, joints à l'absence des signes physiques d'un avortement récent, à l'intégrité des organes génitaux et en particulier de la matrice permettraient de reconnaître la vérité.

Les signes à relever sur la femme qui est soupçonnée de s'être fait avorter, sont fournis principalement par l'examen des organes génitaux et des seins ; ils consistent surtout dans la rougeur et la tuméfaction de ces parties et en particulier de la matrice. Leur importance est surtout grande lorsqu'ils sont constatés chez une femme qui n'a pas encore eu d'enfants, car si le mamelon est fortement coloré, si son aréole contient des tubercules un peu saillants, s'il laisse suinter, par la pression, un liquide lactescent; si en même temps l'utérus est rouge, volumineux, ulcéré à sa surface ; si le col est ouvert et déchiré, il y aura de fortes présomptions que la femme examinée vient d'avorter. Quant aux traces de la violence qui aura déterminé l'avortement, elles ne pourront que très-exceptionnellement être reconnues sur les organes de la femme vivante. C'est donc sur le produit de la conception que nous devrons les rechercher avec le plus grand soin.

IV. Examen du produit expulsé.

Il est bien entendu, Messieurs, qu'au point où nous en sommes arrivés de cette étude ce n'est plus du fœtus proprement dit que nous allons nous occuper. Vous savez dans quel état il peut être trouvé à la suite des avortements criminels et quels enseignements son examen peut vous fournir pour arriver à la manifestation de la vérité. Mais, soit lorsque le fœtus a disparu, soit lorsqu'il n'a pas encore acquis un développement assez considérable pour pouvoir être retrouvé, l'expert peut avoir à examiner des produits divers expulsés par les organes génitaux d'une femme qui vient d'avorter, et nous avons à rechercher si l'inspection attentive de ces produits peut lui permettre, tant de reconnaître la réalité d'un avortement récent, que de déterminer si cet avortement s'est fait naturellement, ou a été provoqué par une action violente, qu'il serait permis de considérer comme criminelle.

Ces produits sont ou des liquides, ou des débris de membranes, ou un corps présentant une organisation plus complète, tel qu'un œuf ou un fragment important d'embryon, de placenta ou de fœtus.

Parmi les liquides le sang occupe le premier rang; il est toujours expulsé en plus ou moins grande abondance, dans tous les avortements, mais ses qualités ne diffèrent alors de celles du sang fourni par toute autre hémorrhagie que s'il est mélangé à divers éléments provenant du produit même de la conception.

Au nombre de ces éléments se trouve le liquide amniotique, remarquable par son odeur assez caractéristique qui s'exhale des parties génitales de toute femme récemment accouchée. M. Chevallier (1) a cherché à déterminer les caractères chimiques de ce liquide amniotique et plus particulièrement des taches qu'il fait sur le linge. Ce liquide, dont la coloration varie depuis le jaune ambré, jusqu'au rouge brun foncé, suivant la plus ou moins grande quantité de sang qui lui est mélangé, a une réaction alcaline; sa consistance est souvent accrue par la présence d'une matière caséeuse, albuminoïde, et il se comporte en présence des réactifs chimiques comme tous les liquides albumineux. Les taches qu'il forme sur le linge sont généralement très-étendues, et, quoique leur coloration varie, elles sont plus souvent jaunâtres ou grisâtres et limitées par un liséré sur lequel tranche la teinte grise. Si, après avoir coupé le linge sur lequel se trouvent ces taches, on le fait macérer dans l'eau distillée, on obtient un liquide qui ramène au bleu le papier rouge de tournesol, et qui se trouble par la chaleur, ainsi que par l'action de l'acide azotique, de l'acide chlorhydrique et de la solution de tannin. En raison de la présence d'une certaine quantité de chlorure de sodium, ce liquide forme, avec la solution d'azotate d'argent, un précipité blanc floconneux insoluble dans l'acide nitrique. L'acide sulfurique n'exerce aucune action sur lui.

A l'examen microscopique on y trouve d'après MM. Robin et Tardieu (2) des cellules épithéliales pavimenteuses à noyau fréquemment granuleux, et des poils de duvet provenant du fœtus.

La présence d'un simple débris d'un fragment de membrane, si petit soit-il, a bien plus d'importance au point de vue de

---

(1) Chevallier. Cas d'avortement suivi de mort (*Annales d'hygiène et de médecine légale*, t. XLVII).

(2) Ch. Robin et A. Tardieu. *Mémoire sur quelques applications nouvelles de l'examen microscopique à l'étude de diverses espèces de lotions*, 1860.

la constatation de l'avortement que celle des taches fournies par le liquide amniotique. Cependant il importe d'examiner ces membranes avec le plus grand soin pour les distinguer de celles qui sont dues à la dysménorrhée membraneuse et qui dépendent si souvent d'une exfoliation de la muqueuse utérine. Dans ces dernières on trouve tous les éléments histologiques de la muqueuse y compris les glandes ou tubes dont la structure est si caractéristique; tandis que les débris de membranes provenant d'un produit de conception ayant atteint, et à plus forte raison dépassé, le second mois de la gestation sont essentiellement formés de cellules embryonnaires et ne sont pas recouvertes d'un revêtement épithelial. Enfin, à côté de ces membranes on peut trouver des débris de placenta ou même d'embryon dont la présence vient lever tous les doutes, en permettant de reconnaître la réalité de l'avortement.

Fixer la justice sur cette première question de savoir s'il y a eu ou non avortement est déjà un point extrêmement important et qui, vous le voyez, Messieurs, est trop souvent hérissé de nombreuses difficultés, surtout lorsqu'il s'agit d'un avortement effectué au début de la grossesse, c'est-à-dire pendant les trois premiers mois qui suivent la conception. On peut cependant y parvenir dans un assez grand nombre de cas et c'est ensuite au magistrat instructeur qu'il appartient de rechercher si cet avortement s'est fait d'une façon naturelle ou s'il a été provoqué par une action criminelle.

Je me suis demandé, si dans certains cas, il ne serait pas possible à l'expertise médicale d'aller plus loin et de reconnaître, d'après l'examen de l'œuf, s'il est le produit d'un avortement spontané ou d'un avortement provoqué; absolument et presque de la même façon que nous le faisons si souvent à une époque plus avancée de la grossesse, d'après le seul examen du fœtus. Cette question, je me la suis posée, et je crois l'avoir résolue affirmativement à l'occasion d'un fait qui s'est passé sous mes yeux, dans cet hôpital, et dont je vous dois la relation.

Une femme de 23 ans entre dans mon service en se plaignant de douleurs abdominales fort intenses. Elle n'a jamais été malade; ses parents vivent encore et sont bien portants. Elle est accouchée, il y a quelques années, d'un enfant vivant et bien conformé; l'accouchement fut simple et ses suites fort heureuses. Comme elle n'a pas nourri, ses règles ont reparu six semaines après et ont continué depuis, avec la même régularité, jusqu'au commencement de février 1874, époque à laquelle elles ne parurent plus. Mais elles furent remplacées, alors, par des flueurs blanches assez abondantes, qui ne s'étaient jamais montrées avant cette époque, et qui se prolongèrent jusqu'au 5 ou 6 mars.

A cette date, survinrent des pertes de sang qui ne durèrent qu'un jour et furent accompagnées de coliques vagues. La malade les attribua à la fatigue de son métier, qui l'oblige à monter et à descendre toute la journée. Le sang qui s'écoulait était noir et épais. Notons que cette fille est domestique dans une maison de tolérance.

Le 7, la malade va trouver un médecin qui lui fait une ordonnance, trop compliquée, dit-elle, et que, pour cette raison, elle n'exécute pas; puis, voyant qu'elle ne pouvait avoir de soulagement, elle se décide à recourir à nos soins, quelque temps après.

Les phénomènes qu'elle accuse ont pour siége exclusif le ventre. Tous les autres organes : poumons, cœur, foie, etc., sont sains; elle se plaint de douleurs atroces, continuelles, au milieu de l'abdomen, un peu au-dessous du pubis; elle perd une assez grande quantité de mucus blanc : il n'y a plus de sang.

La palpation et la pression sur l'abdomen sont fort douloureuses. Au toucher, on trouve que le vagin est chaud et humide; le col, situé dans l'axe vaginal, est volumineux, mou; l'orifice est un peu entr'ouvert et légèrement ulcéré, quoiqu'il n'y ait extérieurement aucun symptôme qui puisse faire croire à l'existence d'une affection utérine quelconque. Le corps a subi une augmentation de volume assez notable; les culs-de-sac vaginaux sont libres; la pression exercée par le doigt sur l'organe utérin est fort douloureuse en tous points. Les seins de la malade ont un peu augmenté de volume, depuis un mois, et sont le siége de légers picotements. La peau est un peu chaude, le pouls bat 112 fois par minute, la langue est sale; il y a perte d'appétit et difficulté assez grande pour aller à la garde-robe.

En présence des phénomènes locaux et de la suppression des règles depuis un mois et demi, le diagnostic est: grossesse de un mois et demi à deux mois; avortement prochain.

Le lendemain du jour où nous la vîmes pour la première fois, la malade fut prise d'un redoublement de ses douleurs et une hémorrhagie utérine se déclara. Il n'y avait pas eu d'autre perte de sang depuis quarante-huit heures au moins, et tout ce qu'elle a perdu depuis ce moment a été examiné avec le plus grand soin. Une assez grande quantité de sang fut évacuée : une portion de ce sang était liquide, l'autre coagulée en caillots; au milieu de ces caillots on trouva un petit corps blanchâtre, dont l'examen fut fait quelques heures après.

Pour terminer la partie clinique de cette observation, je vous dirai que les suites de cet avortement furent des plus simples; la malade s'est parfaitement remise au bout de deux mois, pendant lesquels elle a cependant présenté quelques phénomènes inflammatoires, mais peu intenses et qui ont disparu par le repos seul.

Examen du produit pathologique.— Il a le volume d'une grosse noix, soit environ 6 centimètres de diamètre; il est ovoïde, sa surface est très-lisse et donne insertion à un prolongement arrondi, long de 5 centimètres, et de 1 millimètre et demi de diamètre. La portion adhérente de ce prolongement se confond en s'étalant à la surface du produit; son extrémité libre est taillée obliquement, effilée et déchiquetée. Il y a eu évidemment déchirure et non section nette, comme la produirait un instrument tranchant. En l'examinant de près, on reconnaît qu'il est formé par la réunion de trois vaisseaux dont l'un est rempli de sang. C'est un cordon ombilical.

A l'une des extrémités de l'ovoïde, on voit une solution de continuité, par laquelle semblent faire issue un assez grand nombre de filaments jaunâtres, courts, granuleux, assez résistants, et qu'il est facile de reconnaître, au premier coup d'œil, pour de petites villosités placentaires (état embryonnaire). Le tout est donc constitué par un placenta, retourné sur lui-même, la face fœtale est extérieure, la face externe est intérieure.

Une incision est pratiquée sur le fond de la surface externe, du côté opposé à l'ouverture pathologique, pour retourner le placenta en doigt de gant, sans altérer cette couverture ; et l'on constate alors que ce placenta est bien constitué, qu'il ne présente aucune altération pathologique, qu'il n'y a dans son épaisseur aucune ecchymose ou suffusion sanguine quelconque. L'orifice par où le fœtus a dû sortir est déchiqueté, long de 1 centimètre environ. A l'un des angles de la fente, on trouve un petit prolongement chorial, dans l'épaisseur duquel existe un caillot fibrineux ; au niveau et au pourtour de l'orifice, les villosités placentaires sont très-rares ; elles n'existent même pas sur la surface externe du prolongement infiltré de sang.

Nul débris de fœtus n'a été trouvé dans les caillots rendus par la malade, depuis le jour où nous avons été appelé à lui donner des soins.

Y a-t-il eu avortement spontané? y a-t-il eu avortement provoqué? Telle est la double question que j'avais à me poser et que je me pose encore devant vous, Messieurs, à la suite de cet examen anatomo-pathologique. Cette question est d'autant plus intéressante à résoudre pour nous que l'interrogatoire de la malade, fait à plusieurs reprises, par plusieurs personnes et de façons très-diverses, n'a amené aucun aveu de sa part.

Comme base de la discussion qui va suivre je dois déterminer d'abord comment s'opère l'expulsion du produit de la conception lorsque l'avortement se produit d'une façon naturelle et toute spontanée, pendant les premiers mois de la grossesse.

Nous savons très-bien que vers la fin de la gestation, et même à partir du quatrième mois, quand le fœtus est bien formé et pourvu de tous ses organes l'opération de la délivrance s'exécute en deux temps : les membranes se déchirent au niveau du col, puis le fœtus, s'engageant à travers l'orifice ainsi produit, franchit successivement l'orifice utérin puis le vagin et la vulve; après quoi, dans un second temps, le placenta, suivant le même trajet, guidé qu'il est par le cordon, s'insinue dans l'ouverture des membranes en se retournant sur lui-même à la façon d'un doigt de gant. Ce sont là deux opérations bien distinctes, que cette expulsion successive du fœtus d'abord, puis du placenta qui constituent les deux temps principaux de l'acte de la parturition, quand l'accouchement a lieu à terme, ou à une époque assez rapprochée du terme.

Mais si l'on a affaire à un avortement se produisant dans les premières semaines de la gestation, les choses ne se passent pas ainsi, et, au lieu de s'effectuer en deux temps, l'expulsion du produit de la conception se fait en bloc, d'une seule fois, sans rupture préalable des membranes. C'est du moins ce que nous apprennent les accoucheurs les plus compétents, et voici comment M. Jacquemier décrit ce qui se passe lorsque l'avortement se produit d'une façon naturelle et spontanée : « Pendant les deux ou trois premiers mois, *l'œuf est le plus souvent* « *rendu entier, si une intervention intempestive pour le dégager* « *ne vient pas rompre les membranes.* » On ne s'étonnera pas de me voir souligner cette proposition, qui est en quelque sorte un aphorisme, et que nous devrons toujours avoir présente à l'esprit, lorsque nous serons appelés pour décider si un avortement doit être considéré comme naturel, ou provoqué « *par une intervention intempestive* ». Elle a une signification dtautant plus grande, qu'aussitôt après l'avoir émise, le savant praticien auquel je l'emprunte se hâte de compléter les renseignements relatifs aux avortements spontanés et oppose cette absence de rupture de membranes, pendant les deux premiers mois, à sa fréquence à une époque plus avancée de la grossesse. « Celles-ci sont, dit-il, souvent rompues par les contrac-« tions utérines, et cette rupture, fréquente dès le quatrième « mois, devient la règle dans le cinquième et le sixième, où « l'avortement commence à se rapprocher par ses phénomènes « de l'accouchement prématuré. Jusque vers le milieu de la « grossesse, la division de l'œuf. l'écoulement du liquide

« amniotique, la sortie du fœtus, utiles à constater à d'au-
« tres points de vue, sont des actes d'une importance secon-
« daire, considérés comme phénomènes du travail. Le phé-
« nomène capital est l'expulsion de l'œuf, entier ou divisé,
« et l'on peut dire, avec raison, que la femme qui avorte accou-
« che d'un œuf, en un mot, que l'avortement tout entier n'est
« qu'une délivrance. » (1).

Si la question de l'intégrité ou de la division de l'œuf n'est qu'un phénomène accessoire pour les accoucheurs, au point de vue du mécanisme du travail, elle a pour les médecins légistes une importance capitale, au point de vue de la constatation des circonstances, naturelles ou accidentelles, qui ont présidé à l'avortement. Aussi voyons-nous cette importance reconnue et proclamée par M. Tardieu dans le passage suivant, où il n'hésite pas à invoquer l'autorité de M. Devergie :

« D'autres fois les membranes sont plus ou moins largement
« ouvertes, et on pourra les trouver décollées dans une étendue
« plus ou moins considérable, circonstance qui, si elle coïnci-
« dait avec une faible dilatation du col utérin, conduirait, sui-
« vant une observation fort judicieuse de M. Devergie, à exclure
« l'idée d'un travail spontané d'expulsion du fœtus, et s'expli-
« querait, au contraire, très-facilement, par l'introduction d'un
« agent mécanique dans l'intérieur de la matrice. » (2).

On comprendra, du reste, quelle importance peut avoir pour le médecin légiste le fait seul de la rupture des membranes, constatée à une époque peu avancée de la grossesse, si l'on veut bien se rappeler, avec M. Charpentier (3), que : « Les mem-
« branes ont de la peine à se rompre spontanément, et ce sont,
« pour la plupart du temps, les doigts du chirurgien, ou un
« instrument guidé par sa main, qui rompent les membranes,
« soit en passant au travers du placenta, soit en décollant un
« de ses bords. »

---

(1) Jacquemier. Art. : *Avortement*, in *Dict. encyclopédique des sciences médicales*, t. V.

(2) Tardieu. *Loc. cit.*

(3) Charpentier. *Leçons sur les hémorrhagies puerpérales*, 1874

Faisons application de ces données physiologiques, parfaitement établies, à l'étude du cas qui nous occupe, et voyons d'abord ce que nous pouvons conclure de l'examen anatomique, seul et indépendamment des autres renseignements, de ceux qui pourraient être fournis par l'instruction, si nous étions en présence d'un fait déféré à la justice.

Voici un œuf, composé uniquement d'un placenta et de ses membranes, qui, au moment où il a été trouvé au milieu des caillots, était complètement retourné sur lui-même, à la façon d'un doigt de gant. Sa face interne, ou choriale, était devenue externe. Ce renversement s'est fait à travers une ouverture de 1 centimètre à peine, à bords déchirés, irréguliers. Dans l'angle d'une de ces déchirures, on trouve un petit prolongement chorial dans l'épaisseur duquel existe un petit caillot. Mais notez bien que ce petit caillot, tout en étant encore imprégné de matière colorante, est fibrineux, et, en l'examinant avec une attention suffisante, nous sommes demeuré convaincu qu'il est le résultat d'une hémorrhagie par déchirure ou par section de tissu, et non d'une apoplexie. Nous sommes, du reste, dans une des parties les plus minces des membranes qui entourent l'œuf, et non au milieu des villosités placentaires, où devraient se trouver les caillots apoplectiques, s'il en existait. Dans toute sa portion la plus épaisse, dans celle qui correspond à l'insertion du cordon, que nous allons examiner tout à l'heure, nous ne trouvons aucune lésion morbide, aucun de ces états pathologiques qui révèlent une maladie de l'œuf, aucun de ces caillots apoplectiques qui se présentent habituellement comme la lésion, en quelque sorte caractéristique, de l'avortement naturel.

Le cordon adhérent à ce placenta est parfaitement sain. Il ne s'est rompu qu'à 5 centimètres de son insertion placentaire, c'est-à-dire, vu l'âge du produit, presque au niveau de son insertion fœtale ; il offre une résistance suffisante pour prouver qu'il n'a dû se rompre que sous l'influence d'un effort assez énergique. Cela nous démontre tout d'abord une chose : c'est qu'il n'a pas macéré, après la mort du fœtus, dans les eaux de l'amnios, et que, par conséquent, le fœtus n'était pas mort depuis longtemps. Nous pouvons même affirmer qu'il était vivant au moment de l'avortement. De cette persistance de la vie du fœtus, c'est encore l'examen du cordon qui nous fournit la preuve; car, des trois vaisseaux, un seul contient du sang, la veine; les deux autres, les artères, sont vides, et c'est un signe dont on ne peut contester l'importance. Nous arrivons donc ainsi à reconnaître : d'une part que le produit de la conception ne présentait aucun de ces états pathologiques qui peuvent déterminer sa mort pendant la gestation, et par conséquent expliquer un avortement naturel; et, d'autre part, qu'il était encore vivant au moment où cet avortement s'est effectué.

Quelle a donc été la cause efficiente de cet avortement? Je la trouve dans cette déchirure, qui existe sur un point de la circonférence de l'œuf, ouverture à travers laquelle le placenta s'est en quelque sorte retourné, à la façon d'un doigt de gant. Il est certain que ce retournement n'a pu s'opérer que par suite de la traction exercée par le cordon sur le point de la paroi auquel il est inséré. On comprend, en effet, que le fœtus, s'étant engagé le premier dans cette ouverture, a entraîné avec lui le cordon, et le placenta, qui lui adhérait, et a ainsi provoqué le décollement, puis le renversement de ce dernier. Il est possible que ce phenomène soit la conséquence des tractions exercées sur le fœtus, saisi par une pince au moment où il franchissait le col, et je ne voudrais pas affirmer que les choses ne se soient pas passées ainsi. Mais cette intervention d'une puissance étrangère n'est pas indispensable pour expliquer ce qui s'est passé. Le fœtus, une fois engagé entre les lèvres du col, a été repoussé par les contractions utérines, comme l'est un noyau de cerise pressé entre les doigts; et le cordon, après avoir résisté assez longtemps pour permettre au placenta de se retourner, a fini par se rompre, laissant partir l'embryon, tandis que le reste de l'œuf adhérait encore, par certains points, à la surface interne de l'utérus.

Ce n'est pas dans les tractions exercées sur le fœtus, ni, par conséquent, dans la rupture du cordon, que je vois la main criminelle qui a provoqué cet avortement. Mais je la vois d'une façon évidente, incontestable, dans cette déchirure qui existe à la partie inférieure de l'œuf, déchirure qui n'a pas pu se produire spontanément, et à travers laquelle le fœtus est sorti, puis le placenta s'est retourné.

Si une maladie du placenta avait déterminé la rupture de ses membranes, de façon à permettre l'expulsion séparée de l'embryon à une époque aussi peu avancée de la grossesse, nous aurions trouvé, sur ce qui nous reste de l'œuf, des lésions de structure ou de tissu que nous y avons vainement cherchées, et nous n'aurions pas ce retournement du placenta sur lui-même, à travers un orifice étroit, retournement que je ne trouve indiqué par aucun auteur, comme pouvant se produire dans un avortement naturel, à deux mois, et qui témoigne à mes yeux de la lenteur et de la difficulté avec laquelle s'est opéré le décollement de cet œuf.

Voilà ce que nous donne l'anatomie seule, mais l'interrogatoire de la malade, tout incomplet qu'il ait été, puisqu'il ne nous a pas été permis de contrôler, par des témoignages contradictoires, les renseignements qu'il nous fournissait, vient encore éclairer la question. Je n'ai jamais pu, j'en conviens, arriver à un aveu, quelque pressantes et variées qu'aient été mes questions; car il s'agissait d'une femme dont la naïveté ne pouvait être surprise. Elle avait déjà eu un enfant, et vivait, ne l'oublions pas, dans une maison de prostitution où elle était employée comme domestique. Elle n'a pas ignoré sa grossesse, qui l'a fort désagréablement surprise, et elle n'a pas dissimulé l'ennui qu'elle lui faisait éprouver ; c'est là un fait important et qui est établi de la façon la plus positive. Mais elle ne sait comment expliquer la terminaison prématurée de cette grossesse, terminaison si conforme à ses désirs. Elle l'attribue à la fatigue de son travail, mais ce travail n'avait rien d'excessif; il n'a entraîné ni chute, ni contusion, ni aucun de ces accidents qui peuvent provoquer un avortement, auquel cette femme était d'autant moins prédisposée que sa santé antérieure était parfaite, et qu'elle avait eu une première grossesse, menée à bon terme, dans les meilleures conditions possibles. Notons enfin qu'elle ne participait pas aux actes de débauche de la maison dans laquelle elle travaillait, et que, n'ayant de rapports qu'avec un seul homme, elle n'a pas été exposée à cette autre espèce d'avortement qui résulte de l'abus excessif des rapprochements sexuels. La cause de cet avortement nous échappe donc, et c'est là, sinon une preuve péremptoire, au moins une forte présomption qui nous empêche de le considérer comme naturel.

Les premiers symptômes surviennent vers le 5 ou 6 du mois; ils consistent en coliques d'abord vagues, puis en perte de sang succédant à un écoulement leucorrhéique dont la malade dit avoir été affectée depuis l'époque où ses règles ont dû se montrer, c'est-à-dire depuis cinq semaines environ. Je m'arrête sur ce premier renseignement pour faire remarquer combien il concorde peu avec l'examen de l'œuf que nous avons sous les yeux, et qui représente une grossesse, non pas d'un mois ou cinq semaines au plus, mais bien de deux mois ou peut-être même d'un peu plus. On s'explique, du reste, comment la malade a pu laisser passer, sans trop s'en préoccuper, la première époque de ses règles, et attendre jusqu'à la seconde pour avoir la confirmation de sa grossesse et user des moyens auxquels elle a eu recours pour la faire cesser. Dès le lendemain, 7, les douleurs deviennent excessives. L'hémorrhagie augmente. Que fait la malade? Elle va, dit-elle, trouver un médecin; mais, ce qui est bien significatif, elle ne peut nous donner ni le nom ni l'adresse de ce médecin, ni nous indiquer le traitement qu'il lui a prescrit. « L'ordonnance était beaucoup trop compliquée, dit-elle, et je ne l'ai pas fait exécuter. » J'ai de la peine, je l'avoue, à admettre cette visite au médecin, et je croirais bien plutôt que là vient se placer l'intervention du, ou de la, complice qui a pratiqué les manœuvres abortives.

Mais ce n'est pas tout : cette femme, qui a des coliques violentes, compliquées de pertes de sang abondantes, qui se croit enceinte, et qui, par conséquent, doit redouter une fausse couche, non-seulement ne se soigne pas, par cette raison que le médecin lui a fait une ordonnance « trop compliquée », mais encore ne prend pas soin de regarder ni de faire regarder dans les caillots qu'elle expulse. Elle ne sait s'ils renfermaient un embryon ou quelque chose d'extraordinaire. Elle n'a pas regardé, elle n'a pas vu; mais lorsqu'elle s'est décidée à venir à nous, elle a eu soin de ne le faire qu'après l'issue de l'embryon;

et le placenta, auquel cet embryon était attaché, avait été tiré si violemment qu'il s'était retourné sur lui-même, à travers la déchirure par laquelle le fœtus était déjà sorti. Elle n'a donc réclamé mes soins que le 10, trois jours après ces grandes douleurs, pour lesquelles elle a demandé cette consultation qu'elle n'a pas exécutée, sous prétexte qu'elle était « trop compliquée », et c'est seulement deux jours après qu'elle a rendu la seconde partie de l'œuf, celle que je viens de décrire, après l'avoir placée sous les yeux de la Société de médecine légale.

En vérité, à moins d'avoir été effectivement présent à tous les actes d'un avortement, il n'est pas possible d'y assister plus exactement et de les suivre avec plus de certitude qu'il nous est permis de le faire dans le cas actuel. Aussi, plus je réfléchis à toutes les circonstances qu'il m'a été permis de relater, plus j'acquiers non-seulement la conviction, mais je puis même dire la certitude absolue que, dans ce cas, il s'agissait bien réellement d'un avortement criminel.

Comme vous venez de le voir, Messieurs, les déductions sur lesquelles je me suis appuyé pour arriver à cette conclusion, tout en étant basées sur les notions physiologiques les mieux établies, ont toujours été rigoureusement circonscrites à l'étude d'un fait particulier. — C'est ainsi, du reste, que je vous ai toujours recommandé de procéder en médecine légale, et cependant on m'a reproché d'avoir voulu systématiser à tort en donnant la formule d'une loi générale qui ne serait même pas justifiée par le fait particulier et tout à fait exceptionnel sur lequel j'aurais la prétention de la fonder.

En ce qui concerne le fait particulier, je viens de vous le rapporter dans tous ses détails et je ne veux rien ajouter à cet exposé qui me paraît plus que suffisant pour entraîner la conviction de tous ceux qui voudront bien l'étudier sans opinion préconçue.

Quant aux conclusions générales à tirer de ce fait particulier, elles n'auraient que bien peu d'importance s'il était resté isolé; mais sa valeur s'est promptement accrue de nombreux faits tout semblables, qui n'ont pas tardé à venir se grouper autour de lui, de façon à lui donner une puissance de démonstration tout à fait irrésistible. — Ils forment aujourd'hui un total de 18 cas, recueillis avec le plus grand soin par un de mes anciens internes, qui est resté l'un de mes plus zélés collaborateurs, M. Leblond (1).

Parmi ces 18 cas ce consciencieux observateur n'a pu relever qu'une seule exception. Et encore cette exception, comme cela arrive si souvent, vient-elle plutôt confirmer la règle que la détruire. — Ce qui dans le fait qui sert de point de départ à cette discussion, m'a porté à attacher une importance capitale à la rupture des membranes et à la considérer comme étant la conséquence de manœuvres criminelles, c'est, on ne peut l'avoir oublié, que ces membranes n'étaient nullement altérées dans leur structure, et qu'aucune lésion de tissu ne nous permettait de soupçonner une maladie, soit de l'œuf, soit de ses enveloppes, à laquelle il fût possible d'attribuer l'avortement. Or, dans le cas exceptionnel de M. Leblond, dont l'observation lui a été communiquée par M. le Dr Laville, de Gaillac, les choses sont loin de se passer ainsi. Je vois, en effet, que : « Le placenta présente à son centre une épaisseur de « un centimètre et plusieurs noyaux apoplectiques dans son « tissu : leur grosseur varie entre celle d'un haricot et celle « d'une tête d'épingle. Les membranes sont d'un tissu friable. » (2)

Ces lésions sont plus que suffisantes pour expliquer d'une façon toute naturelle et l'avortement et la rupture insolite des membranes, aussi jamais, en face d'un cas pareil, aucun expert n'ira songer à la possibilité d'un avortement criminel ou provoqué.

Il peut bien, en dehors de ces cas pathologiques, se trouver d'autres circonstances dans lesquelles les membranes viennent à se rompre, soit au moment où l'avortement s'effectue, soit après l'expulsion de l'œuf, sans que cette rupture puisse être attribuée à l'action de manœuvres criminelles. Mais c'est à

---

(1) Leblond. *Annales de Gynécologie*, août 1875, et *Bulletin de la Société de médecine légale*, t. V.

(2) *Annales de Gynécologie*, juin 1876.

découvrir ces circonstances que l'expert doit employer toute sa perspicacité, et je prétends qu'il doit lui être toujours possible d'y parvenir. En effet, comme je vous l'ai déjà dit bien des fois et je ne saurais trop le répéter, ces membranes présentent une très-grande ténacité qui leur permet de résister à des pressions ou à des chocs assez énergiques; aussi se retrouvent-elles souvent intactes dans des cas où on aurait pu les croire déchirées; et quand elles se rompent accidentellement les personnes qui assistent à cette rupture peuvent, en général, se rendre exactement compte du moment où elle s'est opérée.

Deux exemples vont vous permettre de bien apprécier comment les choses se passent en pareil cas :

Lorsque j ai appelé l'attention sur l'importance qu'il convient d'attribuer, en médecine légale, à l'intégrité ou à la rupture des membranes qui enveloppent un œuf abortif de moins de trois mois, un de mes honorables collègues, de la Société de médecine de Paris, M. le Dr Blondeau, m'a fait une objection qui m'a paru extrêmement sérieuse, car elle s'appuyait sur un fait tiré de la propre pratique de cet observateur, aussi sagace que distingué. — Une jeune dame de sa clientèle, voyageant au début d'une grossesse, est prise en chemin de fer d'une métrorrhagie qui se termine par un avortement. — Les douleurs sont presque nulles, mais son embarras est grand pour dissimuler l'état dans lequel elle se trouve. Elle se garnit le mieux qu'elle peut, et, une fois rentrée chez elle, on trouve, au milieu de ses linges, un produit de conception que M. Blondeau recueille et qui, à un premier examen, lui paraît déchiré, quoique l'avortement se soit fait d'une façon toute spontanée. Il me parut que, à la rigueur, la rupture des membranes pouvait parfaitement bien s'expliquer ici par les pressions inévitables auxquelles cet œuf était demeuré exposé pendant tout le temps du voyage, alors que la femme, se tenant assise, et dans une position nécessairement fort gênée, devait faire de nombreux mouvements, par suite desquels il n'y aurait rien eu d'étonnant qu'elle l'eût écrasé, alors même qu'il aurait été expulsé en bloc et complètement intact. Mais il n'en était rien et, en l'examinant avec plus de soin, je pus acquérir et faire partager à M. Blondeau la certitude que cet œuf avait échappé aux nombreuses causes de rupture auquelles il avait été assez longtemps exposé. Ce que l'on avait pris tout d'abord pour des membranes ovulaires déchirées, étaient deux fragments de muqueuse utérine exfoliée, et outre ces débris, nous trouvâmes un petit œuf parfaitement intact. Il avait le volume d'une grosse aveline et était hérissé de villosités choriales sur toute sa surface. Cet œuf, une fois débarrasé du sang et des débris qui l'entouraient, fut présenté successivement à la Société de médecine de Paris et à la Société de médecine légale (séance du mois de mai 1875), et tous les membres de ces deux compagnies savantes purent constater l'intégrité absolue de ses membranes d'enveloppe.

Le second exemple, tout en témoignant comme le précédent de la force des membranes qui enveloppent l'œuf, entre le deuxième et le troisième mois de la gestation, vous prouvera comment il peut être possible de se rendre compte des circonstances dans lesquelles s'est opérée leur rupture.

Une femme de 34 ans, d'une constitution vigoureuse, ayant eu déjà six grossesses dont quatre terminées par des accouchements à terme et deux par des fausses couches, survenues sans cause connue, l'une à 6 mois 1/2, l'autre à 2 mois environ, était couchée au n° 18 de ma salle du Rosaire lorsqu'elle fit un avortement, dont le produit, retrouvé au milieu des linges et de caillots en partie desséchés, ne me fut montré que deux jours après. C'était un embryon ayant de 5 à 6 centimètres, et pesant 5 grammes environ, mais si déchiré, si écrasé, qu'il n'était pas possible de le reconstituer en entier.

Tout ce que nous pûmes constater c'est d'abord qu'il n'y avait pas de sang extravasé dans ses tissus, ce qui démontrait que les délabrements qu'il avait subis étaient postérieurs à son expulsion ; puis nous vîmes que ses membres supérieurs se détachaient bien du tronc et qu'il existait des points osseux dans les maxillaires inférieurs ainsi que dans les clavicules. Il correspondait donc à une grossesse d'au moins trois mois. L'état dans lequel se trouvait cet embryon ne pouvait être attribué à des manœuvres abortives, tandis que l'avortement spontané s'expliquait très-bien par un état maladif antérieur de la matrice. Que s'était-il donc passé? le voici en deux mots. Cette femme, devenue enceinte dans le cours d'une métrite avec ulcération du col, avait vu son état s'aggraver depuis le début de sa grossesse et elle avait un écoulement sanguin par la vulve, depuis plusieurs jours, lorsqu'elle entra à l'hôpital. Tout d'un coup cette hémorrhagie s'aggrava, puis elle rendit des caillots, au milieu desquels elle nous dit elle-même en avoir aperçu un plus gros que les autres, ayant une forme arrondie, ovalaire, et présentant un aspect lisse un peu bleuâtre. Ce caillot a été également vu et décrit de la même manière par une de ses voisines, et aucune de ces deux femmes n'a remarqué dans les produits expulsés de débris de fœtus semblables à ceux qui ont été retrouvés au milieu des linges et que nous leur montrons. L'œuf aurait-il donc été expulsé en totalité, malgré l'époque assez avancée de la grossesse, et sa rupture n'aurait-elle eu lieu que postérieurement à l'avortement? J'hésitais à le penser, mais je ne pus conserver le moindre doute à cet égard lorsque j'appris de l'infirmier, qui avait été chargé d'emporter les linges ayant servi à cette femme, qu'au moment où il les déposait sur le parquet, il avait mis le pied dessus et éprouvé aussitôt la sensation que donnerait un corps mou et résistant en s'écrasant. Il n'est pas douteux que ce ne soit alors qu'ont été rompues les membranes et que le fœtus a été, par suite de cet écrasement, mis dans le déplorable état où nous l'avons trouvé.

Je n'insiste pas sur ces observations, elles nous donnent la mesure des conditions dans lesquelles vous pourrez rencontrer les membranes de l'œuf rompues sans qu'il y ait avortement provoqué.

En tout cas cette rupture, se produisant dans le cours des trois premiers mois de la grossesse, est un signe sur lequel je ne saurais trop attirer votre attention et qui me paraît destiné à acquérir une grande valeur en médecine légale, car il repose sur des faits nombreux, authentiques, incontestables, et contre l'autorité des faits, les critiques purement théoriques si habilement qu'elles soient présentées, ne sauraient jamais prévaloir (1).

Au surplus, et c'est par là que je termine, il ne s'agit pas, comme on me l'a fait dire, d'incriminer toutes les femmes qui pourront faire, dans les premiers mois de leur grossesse, un avortement en deux temps, parce que, pour une cause ou pour une autre, les membranes de leur œuf abortif se seraient rompues. Il s'agit seulement de rechercher les causes de cette rupture, dans les cas où l'action de la justice est mise en éveil, et ce que je crois avoir suffisamment démontré, c'est que, si, dans ces cas, la rupture des membranes ne s'explique pas par une maladie de l'œuf, pouvant avoir modifié leur texture, elle constitue alors un signe important, qui vient apporter un élément de plus à l'appui de l'accusation.

---

(1) Depuis que ces Leçons ont été faites, et comme corollaire à la discussion qui a eu lieu, sur ce sujet, au sein de la *Société de médecine légale*, M. le docteur de Beauvais a présenté à cette Société savante (séance du 11 juin 1877) un album sur lequel M. le Dr Martin Saint-Ange a dessiné tous les œufs abortifs qu'il a pu recueillir depuis 1832. Ce laborieux observateur résume le résultat de ses longues et patientes recherches, qui portent sur environ 300 faits, dans la proposition suivante: « L'œuf, dans la majorité des cas, est expulsé en entier, « et en même temps que la totalité de la membrane caduque. La rupture de « l'œuf et la sortie de son produit constituent l'exception. »

APPENDICE

RELATION MÉDICO-LÉGALE

D'UN CAS D'AVORTEMENT SUIVI DE MORT, ATTRIBUÉ A UNE SAGE-FEMME

ACQUITTEMENT DE L'ACCUSÉE

Depuis que ces leçons ont été faites, et pendant qu'elles étaient en cours de publication, la Cour d'assises de la Seine, a eu à juger une grave affaire d'avortement, dont je crois devoir donner ici la relation détaillée, à cause des nombreuses et délicates questions qui ont été agitées au cours des débats. Le lecteur y verra combien sont souvent difficiles à résoudre les problèmes que nous pose la justice, et quels efforts il faut faire pour dissiper les nuages, parfois impénétrables, derrière lesquels se cache la vérité.

Une jeune femme appartenant au monde des théâtres, mourait le 3 juillet 1877, à la suite d'accidents qui pouvaient être attribués à un avortement. Son cadavre fut transporté à la Morgue où je pratiquai l'autopsie, dont la relation est consignée dans le rapport suivant :

*Autopsie de la femme ****

Je soussigné, etc...., commis par M. le Procureur de la République, à l'effet de pratiquer l'autopsie du cadavre de la femme ***, rechercher les causes de la mort, constater tous indices de crime ou délit, serment préalablement prêté, ai procédé aux dites opérations le vendredi 6 juillet 1877, à 9 heures du matin, à la morgue de Paris, où le cadavre avait été déposé.

Le corps est celui d'une femme forte, vigoureuse, bien constituée, avec un certain degré d'embonpoint et paraissant âgée d'environ 25 ans. La rigidité cadavérique a presque complètement disparu. Le cadavre est dans un état de putréfaction avancée; toute la surface de la peau est de coloration verdâtre et présente de larges phlyctènes soulevant l'épiderme qui se détache par lambeaux.

La vulve est béante, déchirée à la partie inférieure; les deux grandes lèvres sont tuméfiées, principalement celle du côté droit qui présente, vers le milieu de sa hauteur, une assez grande éraillure; la paroi antérieure du vagin fait saillie entre les grandes lèvres.

Le vagin est largement distendu et présente une déchirure à la partie inférieure de sa paroi postérieure. Le col de la matrice est largement ouvert au fond du vagin et complètement ramolli.

Les seins sont peu volumineux; par la pression on n'en fait pas sourdre de lait, mais seulement quelques gouttelettes d'un liquide roussâtre, cependant la coupe montre que la glande mammaire est un peu rouge, congestionnée dans sa totalité.

A l'ouverture de l'abdomen, on ne trouve pas trace de péritonite.

L'utérus est volumineux, un peu incliné en arrière et remonte jusqu'à la partie supérieure du pubis; il mesure 12 centimètres dans le sens vertical, et 9 centimètres dans le sens transversal, au niveau de l'insertion des trompes ; on ne trouve ni à l'intérieur ni à l'extérieur, aucune trace de perforation de cet organe. A l'intérieur de la cavité utérine, on voit une bouillie grisâtre, étendue sur toute la surface de la muqueuse, et des débris de placenta sur la face antérieure, au niveau de la corne gauche, où la muqueuse est enlevée dans une étendue à peu près circulaire de 3 centimètres 1/2 à 4 centimètres, ce qui indique qu'il y avait eu là insertion d'un placenta tout récemment détaché.

Les ovaires sont un peu volumineux, rouges et congestionnés. Celui du côté droit présente, à sa partie supérieure, un corps jaune en voie de formation du volume d'un gros pois.

L'estomac renferme une bouillie blanchâtre, caséeuse, au milieu de laquelle on voit des masses d'une coloration jaunâtre; ces matières ont une odeur aigrelette; la muqueuse de la grande courbure présente un peu de vascularisation, elle est un peu ramollie et soulevée par des gaz; la congestion est moindre au centre et sur la petite courbure; on ne trouve d'ailleurs aucune ulcération. L'estomac et son contenu ont été conservés et placés dans un bocal cacheté afin de pouvoir être soumis à l'analyse chimique.

La langue et toute la cavité buccale ont été examinées et ne présentent rien à noter.

Le foie est ramolli et presente à sa surface — outre quelques points blancs au niveau desquels son enveloppe est soulevée par des gaz dus à la putréfaction, — une coloration jaune verdâtre, produite par la bile qui remplit toute la vésicule.

Les reins et la rate sont ramollis et d'une couleur violacée, sans autre altération.

Les deux poumons sont emphysémateux, crépitants sous la pression du doigt, et ne présentant aucune induration.

Le cœur et ses valvules ne présentent aucune lésion organique, les orifices sont libres, les cavités sont vides de sang, sauf un petit caillot dans le ventricule droit.

Les gros vaisseaux veineux, veines cave supérieure et inférieure, veines iliaques, saphène interne, etc., sont complètement vides de sang.

A l'ouverture du crâne, on constate qu'il n'y a de sérosité, ni dans l'arachnoïde, ni dans les ventricules. Le cerveau est d'un blanc mat et complètement exsangue; les veines du plexus choroïdien sont absolument vides de sang.

En résumé, l'absence d'autres lésions organiques et l'état exsangue des principaux organes (cœur, troncs veineux, cerveau) prouvent que la femme *** est morte d'hémorrhagie.

Les organes génitaux internes sont ceux d'une femme ayant fait une fausse couche très-peu de temps avant la mort, et l'hémorrhagie qui a causé la mort a été déterminée par cette fausse couche.

Le volume de l'utérus, l'état des ovaires et des seins, prouvent que la grossesse ne devait pas être de plus de trois ou quatre mois au maximum,

Les lésions constatées sur les organes génitaux externes (distension et éraillure du vagin, tuméfaction et dilacération des grandes lèvres), ne peuvent avoir été occasionnées par le passage à travers ces organes, d'un fœtus de cet âge, trop peu volumineux pour déterminer de semblables désordres. L'existence de ces lésions démontre donc que des manœuvres ont été exercées directement sur ces parties, soit pour extraire ce fœtus, soit pour provoquer son expulsion et déterminer l'avortement.

L'analyse chimique de l'estomac et de son contenu, confiée à M. L'Hôte, ne révéla la présence d'aucune substance toxique.

A la suite de ces premières constatations établissant que la mort de la dame *** était due à un avortement provoqué, les soupçons se portèrent sur une sage-femme avec laquelle elle était en rélations suivies. Cette sage-femme, fut arrêtée et l'on opéra chez elle la saisie de divers objets que j'eus à examiner, en même temps que je fus chargé de rechercher, dans le dossier de l'instruction, les renseignements médicaux propres à éclairer la justice. Je rédigeai alors le rapport que voici :

Je soussigné, etc , agissant en vertu d'une ordonnance de M. N..., juge d'instruction prés le tribunal de première instance du département de la Seine, rendue dans les termes suivants :

« Vu la procédure suivie contre la fille X..., inculpée d'avortement, détenue, commettons, M. le Dr Gallard à l'effet d'examiner les substances et certains instruments saisis chez l'inculpée.

« M. le Docteur dira si les instruments sont simplement ceux dont fait usage une sage-femme dans la pratique régulière de sa profession; s'il n'en est pas qui permettraient de tenter une opération telle qu'un avortement.

« M. le Docteur dira si parmi les substances saisies chez l'inculpée il n'en est pas qui impliquent l'idée que la demoiselle X... faisait de la médecine au lieu de rester dans les limites de sa profession de sage-femme.

« Il voudra bien prendre communication des pièces de la procédure, en vue de rechercher si les indications fournies par les témoins, mises en regard des observations que l'autopsie lui a permis de faire, ne jettent pas un jour sur les pratiques abortives qui ont entraîné la mort de madame ***.

« M. le Dr Gallard est autorisé, par la présente ordonnance, à s'entourer de tous renseignements, à interroger tout témoin dont l'audition lui paraîtrait nécessaire au point de vue de la mission médico-légale qui lui est confiée. »

Après avoir prêté serment, conformément à la loi, ai procédé, ainsi qu'il suit, aux diverses opérations pour lesquelles j'ai été commis :

Examen des objets saisis. — Ces objets, déposés au greffe, avaient été réunis sous deux scellés.

Le scellé n° 1. Etiqueté : *Produits chimiques trouvés en perquisition au domicile de la nommée X...*

Renferme :

Un flacon teinture d'iode, presque vide.

Un flacon acide chromique à large goulot, presque vide.

Un flacon acide sulfurique, aux trois quarts vide et contenant encore environ 30 grammes d'acide.

Un petit flacon nitrate d'argent en poudre.

Un petit flacon de la pharmacie Dehaut, non bouchée et d'une contenance de 20 gr. environ. Il est étiqueté « Poudre 760 » et rempli d'une poudre blanche, à réaction alcaline, qui paraît être de la poudre de Vienne, altérée par le contact de l'air.

Un tout petit flacon avec étiquette « pour usage externe » renfermant encore quelques gouttes d'huile de croton.

Un flacon au quart plein, contenant 15 grammes d'essence pour eau de Cologne.

Une petite boîte carrée dans laquelle se trouve un flacon de pilules écossaises.

Un flacon étiqueté seigle ergoté et contenant une vingtaine de grains de seigle ergoté, entiers.

Le scellé n° 2. Etiqueté : *Instruments de chirurgie trouvés en perquisition au domicile de la nommée X...*

Renferme :

Une seringue en verre à injections, pour femmes, et une baguette en verre.

Une petite trousse contenant une paire de ciseaux, une sonde cannelée, une sonde de femme, un tube laryngien, deux lancettes, une serre-fine, des fils à ligature et un morceau de baudruche.

Quatre spéculums, un en buis avec embout, un en glace (système de Fergusson), un bivalve en maillechort, (système Cusco), un à quatre valves à développement et avec embout, (système Ségalas).

Une longue pince à pansement pour l'utérus.

Un pinceau de blaireau ayant servi.

Trois porte-nitrate, de divers modèles : un en corne noire, un en argent, faisant en même temps porte-crayon, un monté sur long manche, de façon à servir pour les pansements de la matrice après application du spéculum ; tous les trois sont garnis d'un morceau de nitrate d'argent.

Un porte-caustique avec piston, pour faire glisser les caustiques pulvérulents ou en pâte jusque sur le col de la matrice.

Un petit moulin à pulvériser, contenant encore dans son intérieur quelques grains de seigle ergoté.

Une longue tige emmanchée, en forme d'hystéromètre et terminée à son extrémité par une espèce de petite pelle ovale.

De ces divers objets, les uns n'ont aucune signification particulière et peuvent se rencontrer entre toutes les mains ; ce sont : le flacon d'essence pour eau de Cologne, les pilules écossaises, et la seringue pour injections, en verre.

D'autres sont d'un usage journalier pour les sages-femmes, et leur présence s'explique parfaitement chez une personne pratiquant l'art des accouchements. Il en est ainsi du seigle ergoté, du petit moulin qui sert à le pulvériser instantanément, et de la petite trousse avec les divers instruments qu'elle contient.

Mais il n'en est pas de même des autres instruments et des médicaments, dont quelques-uns sont des agents caustiques d'une grande énergie ; aucun de ces objets ne peut et ne doit être employé par une sage-femme, dans la pratique régulière de sa profession, tandis que tous, ou du moins presque tous, trouvent leur emploi dans l'exercice de la médecine et plus spécialement dans le traitement des maladies de la matrice. Si l'on tient compte du nombre et de la variété des spéculums, des porte-caustiques et des agents médicamenteux ainsi réunis entre les mains de la même personne, on ne peut s'empêcher de remarquer qu'ils constituent un arsenal suffisant pour permettre de pourvoir aux besoins d'une pratique assez étendue. Ils portent des traces d'un usage répété, et de leur seul examen, il résulte que leur possesseur a dû faire acte journalier d'exercice de la médecine.

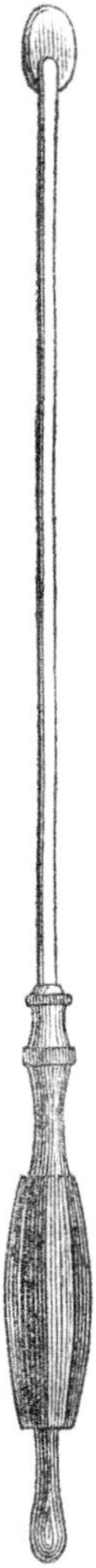
Instrument saisi chez l'inculpée. (Demi-grandeur.)

Si j'ai dit que, non pas tous, mais presque tous les instruments soumis à mon examen trouvent leur emploi dans la pratique de la médecine, appliquée plus spécialement à la connaissance et au traitement des maladies des femmes, c'est que, dans le nombre, il en est un représenté dans la figure ci-contre, dont l'usage est demeuré inexpliqué pour moi. C'est cette espèce de petite pelle ovoïde, montée sur un long manche en forme d'hystéromètre, qui figure comme dernier article des objets contenus dans le scellé n° 2. C'est un instrument que je n'ai jamais vu. Il a été fabriqué par M. Mathieu, qui n'a pu me dire ni par qui il lui a été commandé, ni à quel usage il est destiné. J'ai dû alors demander à Mlle X..., à quoi il lui servait. Elle m'a répondu qu'il lui avait été donné par un docteur, qui l'a inventé et qui s'en sert pour refouler les poudres caustiques à travers le spéculum, jusque sur la surface du col utérin, avec laquelle elle doivent être mises en contact. J'avoue que cette explication m'a semblé étrange et que je n'ai pu, malgré la démonstration qui m'a été faite, parvenir à me rendre un compte exact de la manœuvre indiquée, et par suite, de l'utilité de ce singulier instrument.

Si l'on me disait qu'il a servi à pratiquer des manœuvres abortives, je m'expliquerais bien mieux comment il a pu agir, car sa forme, sa configuration, sa flexibilité, le rendent tellement propre à cet usage, que l'on serait tenté de le considérer comme ne pouvant pas avoir une autre destination. Sans aller si loin, on peut considérer comme certain que quelle que soit la destination première d'un tel instrument, il peut, avec la plus grande facilité, être détourné de cette destination première, par une main criminelle et employé très-efficacement pour pratiquer des manœuvres abortives.

Cela dit, à propos des objets saisis, je dois maintenant rechercher dans les pièces de la procédure, les éléments médicaux sur lesquels il est possible de se fonder pour établir à quel moment ont eu lieu les manœuvres abortives qui ont déterminé la mort de la veuve *** et quelles ont été ces manœuvres.

Exposons d'abord les faits, nous les discuterons ensuite.

Exposé des faits. — Des documents qui sont passés sous mes yeux, il résulte que Mme ***, alors âgée de 25 ans environ, est accouchée naturellement le 27 ou le 28 février dernier, d'un enfant vivant. Elle se serait, au dire de Mlle X..., levée un peu prématurément et aurait éprouvé de la fatigue, à la suite de laquelle serait survenue une ulcération du col de la matrice, soignée par des cautérisations que la sage-femme avait pratiquées seulement dans le cours des deux mois de mai et juin. — Mlle X... prétend n'avoir aperçu alors aucun indice qui lui permît de songer à la possibilité d'une grossesse commençante, et nous ne trouvons malheureusement dans l'instruction aucun renseignement qui nous permette de savoir si Mme ***. a eu ou non ses règles pendant le temps qui a séparé son accouchement de sa mort.

Quoi qu'il en soit, un moment est venu où cet écoulement sanguin a manqué et où, tant à cette absence, qu'à certains autres signes, elle a reconnu qu'elle était enceinte. Elle a eu presque aussitôt recours à divers moyens qu'elle croyait propres à faire disparaître une grossesse commençante. C'est ainsi qu'on l'a vue boire de l'absinthe, ce qu'elle ne faisait pas auparavant (déposition M...), s'appliquer des sinapismes et prendre un bain tellement chaud qu'elle a failli s'y trouver mal (déposition fille M...).

Ces tentatives ne réussirent pas et sa santé n'en fut nullement ébranlée.

Aussi, est-il parfaitement constaté et avéré, que le samedi 30 juin, elle est tout à fait bien portante. Le matin elle déjeune chez son père, à l'heure habituelle, sans se plaindre d'aucun malaise. Dans l'après-midi, elle va au café; elle y rencontre une personne avec qui elle part pour aller rue Z...; elle n'accuse alors aucune souffrance. Après un séjour de vingt minutes seulement dans la maison qu'habite Mlle X..., elle ressort et déjà elle commence à se trouver malade. Cela est remarqué par le nouveau compagnon qu'elle trouve au café et qui lui offre son bras pour la reconduire jusqu'à sa demeure : « Elle marchait assez difficilement, à ce point que je lui avais proposé de monter en voiture, proposition qu'elle a déclinée tout en se trouvant fatiguée » (déposition M...). — Elle arrive ainsi chez son père, souffrante et ensanglantée. — Elle se couche alors sans pouvoir dîner; l'hémorrhagie continue toute la nuit, avec une abondance excessive. Le lendemain, la famille effrayée réclame l'assistance de Mlle X... qui « ne paraît pas autrement étonnée de cette grande perte de sang » (déposition T...); mais, le danger devenant plus pressant, on appelle M. le Dr M... Il reconnaît un avortement, et des paroles qu'il prononce alors, il semble résulter qu'il considère cet avortement comme ayant été provoqué par une main criminelle. Malgré ses soins, les accidents continuent, et cette jeune femme qui était si pleine de santé le samedi matin succomba le mardi, après trois jours seulement de maladie.

A l'autopsie, je constate que la mort est due à une hémorrhagie, causée elle-même par un avortement. Je trouve des signes permettant de reconnaître que cet avortement a été provoqué, à l'aide de manœuvres exercées directement sur la matrice par une main criminelle ; et, en ce qui concerne l'époque de la grossesse, je me trouve conduit à conclure qu'elle ne devait pas être de plus de trois ou quatre mois, au maximum. — Nous allons rechercher dans un instant s'il est possible d'apporter plus de précision dans la détermination de l'âge que pouvait avoir le fœtus.

Discussion. — Je n'ai pas à agiter en ce moment la question de savoir si la dame *** a fait un avortement et si cet avortement a causé sa mort, ces deux points ayant été établis par mon rapport d'autopsie et confirmés par la déposition de M. le Dr M...., qui a tenu entre ses mains un fragment de membrane placentaire fort caractéristique; mais il me reste à rechercher quel pouvait être l'âge du fœtus et comment s'est produit l'avortement.

J'avais dit dans mon rapport d'autopsie que la grossesse ne pouvait pas dater de plus de trois à quatre mois, au maximum, et les renseignements recueillis depuis montrent que cette appréciation était fort exacte, puisqu'il est établi que quatre mois seulement se sont écoulés entre l'accouchement précédent et cet avortement. — J'étais alors préoccupé seulement de déterminer le volume maximum que pouvait avoir le fœtus, afin de rapprocher ce volume supposé de certaines lésions constatées sur les organes génitaux de la dame ***, et de rechercher si ces lésions avaient pu être causées par le passage de ce fœtus, ou si elles avaient dépendu d'une toute autre autre cause.

Envisageant la question à un autre point de vue, j'ai à me demander, maintenant, quel pouvait être au minimum l'âge de ce fœtus. Si, physiologiquement, la grossesse ne pouvait pas avoir atteint le quatrième mois, elle pouvait cependant très-bien être arrivée au troisième et même l'avoir dépassé, car Mlle X... nous a appris que, très-prématurément, moins de quinze jours après son accouchement, la dame *** s'est levée, pour aller au bal et a dû s'exposer alors à redevenir enceinte. Ce n'est cependant pas là un indice suffisant pour nous fixer sur la date du début de sa grossesse, et je trouve, dans l'état des organes examinés à l'autopsie, des renseignements qui ont une bien plus grande importance pour cette détermination. — Ainsi, les dimensions de l'utérus, qui a 12 centimètres de long sur 9 centimètres de large ; la plaie placentaire, qui a de 3 à 4 centimètres d'étendue ; le corps jaune qui occupe l'ovaire droit, sont autant de signes sur lesquels il est permis de se fonder pour établir que la grossesse devait être d'au moins trois mois. Il est bien certain qu'une semblable évaluation comporte toujours un écart d'une ou deux semaines, soit en plus, soit en moins ; mais ici j'ai de sérieuses raisons de penser que le terme de trois mois a dû être atteint, sinon dépassé. — Il en résulte que Mlle X..., qui examinait, au moins une fois par semaine, la matrice de la dame ***, pour la cautériser, a dû remarquer sur cette matrice des changements qui, s'ils n'étaient pas suffisants pour lui permettre de diagnostiquer sûrement une grossesse commençante, devaient au moins la lui faire soupçonner et la mettre en éveil.

L'avortement qui a mis fin à cette grossesse ne s'est pas produit spontanément ; il a été provoqué par des manœuvres directes, exercées à l'aide d'instruments introduits dans les organes génitaux. — Nous n'avons pas trouvé de lésion déterminée par ces instruments sur la matrice elle-même, qui n'a pas été perforée comme cela arrive quelquefois, mais la trace de leur passage existe sur la vulve et dans le vagin, dont la muqueuse a été éraillée.

On se demande comment une main, supposée assez habile pour faire pénétrer un instrument jusque dans l'intérieur de la cavité utérine, a pu être assez maladroite pour déterminer ces éraillures, ces érosions de la muqueuse vaginale et vulvaire qui viennent d'être signalées en dernier lieu. — Mais, outre que l'adresse n'exclut pas toujours un certain degré de brutalité, on comprend très-bien qu'un individu préoccupé de la façon dont manœuvre l'extrémité de son instrument, oublie un instant de surveiller l'action du manche, et que, soit avec ce manche, soit avec ses doigts et ses ongles, il fasse des déchirures semblables à celles que nous avons constatées. — Puis, qui peut nous dire ce qui s'est passé entre ces deux personnes, dont l'une est morte, dont l'autre est intéressée à dénaturer la vérité? et ne se peut-il pas que, dominée par la douleur, la patiente ait fait un faux mouvement qui, par sa brusquerie même, ait produit des désordres que l'habileté opératoire la plus consommée devait être impuissante à éviter?

Ce sont là de pures hypothèses; soit, mais à côté de ces hypotheses il y a des faits patents, irrécusables. Ces faits, les voici : la dame *** était enceinte, elle le savait et elle voulait faire cesser sa grossesse. Comme toutes les femmes qui sont dans cette situation, elle a essayé de moyens inefficaces tels que l'absinthe, les sinapismes, les bains chauds, et dont l'emploi réitéré prouve sa résolution bien arrêtée de se faire avorter. L'insuccès de ces moyens la décide à recourir à des manœuvres plus directes qui, cette fois, sont suivies d'effet, et dont nous trouvons la trace sur ses organes.

Ces faits étant bien établis, il ne nous reste plus à déterminer qu'une chose, c'est le moment où ces manœuvres abortives ont été appliquées. Or, rien n'est plus simple et facile que la solution de ce problème. — Nous voyons la dame *** vaquer à toutes ses occupations habituelles, sans présenter le moindre indice d'un état maladif quelconque. Dans la première partie de la journée du samedi 30 juin, elle déjeune comme à son ordinaire, et elle est encore gaie et bien portante lorsqu'elle arrive dans le café, d'où elle part pour aller dans une maison de la rue Z..., où elle reste environ vingt minutes. A sa sortie de cette maison, tout est changé, elle souffre, elle marche péniblement, elle perd son sang; et, malgré cela, elle refuse de prendre une voiture pour rentrer chez elle, où elle va succomber au bout de trois jours à une hémorrhagie dont l'apparition et l'intensité ne surprennent ni n'émeuvent la demoiselle X... — Que s'est-il donc passé pendant ces vingt minutes de séjour dans la maison de la rue Z...? Je n'ai pas à le demander aux paroles échappées à la mourante, ce sont là des éléments d'appréciation qui n'ont rien de médical, mais je le demande à l'état de santé dans lequel elle se trouvait auparavant, aux symptômes qu'elle a éprouvés aussitôt après, à la façon dont elle est morte, aux lésions constatées sur son cadavre. En tenant compte de tous les renseignements fournis par ces divers ordres de preuves, il est impossible d'admettre que ce ne soit pas à ce moment précis qu'elle a été soumise aux manœuvres qui l'ont fait avorter et qui l'ont tuée. Il n'est pas jusqu'à son obstination à vouloir marcher, en refusant de prendre une voiture pour faire le trajet assez long la séparant de son domicile, qui n'ait une signification importante à mes yeux ; car il est dans les usages des personnes se livrant à la pratique criminelle des avortements, de recommander aux malheureuses qui se confient à elles de faire d'assez longues marches à pied aussitôt après l'application des manœuvres abortives, afin d en favoriser l'action.

Conclusions. — De tout ce qui précède, je me trouve conduit à conclure, comme réponse aux questions posées par M. le juge d'instruction :

1° Les instruments et les diverses substances, parmi lesquelles figurent des caustiques énergiques qui ont été saisis chez la demoiselle X..., ne sont pas seulement ceux dont une sage-femme fait usage dans la pratique régulière de sa profession, et le plus grand nombre ne pouvait être employé que par une personne faisant habituellement de la médecine, au lieu de rester dans les limites de la profession de sage-femme.

2° Parmi ces instruments, il en est un dont l'usage m'est inconnu, mais qui, par sa forme et sa configuration, est disposé de telle sorte qu'il peut parfaitement être employé pour pratiquer des manœuvres abortives.

3° L'emploi d'un instrument semblable aurait certainement pu produire les désordres et les lésions constatés sur le cadavre de la dame ***.

4° Lorsque cette dame a été soumise aux manœuvres qui ont été exercées directement sur sa matrice, elle était enceinte d'environ trois mois.

5° Ces manœuvres, qui ont eu pour résultat de causer sa mort, ont été exercées sur sa personne dans l'après-midi du samedi 30 juin, et, très-exactement, pendant le court espace de temps qu'elle a passé dans la maison de la rue Z..., où habite la demoiselle X....

Les conclusions de ce Rapport furent discutées à l'audience de la cour d'assises par plusieurs médecins, appelés dans l'intérêt de l'accusée, et voici les points principaux sur lesquels porta le débat :

I. — Les lésions constatées à la vulve et à la partie inférieure du vagin ne peuvent-elles pas s'expliquer, tout naturellement, par le travail de la putréfaction qui distend les tissus, soulève l'épiderme et les épithéliums, puis les fait éclater ? A cette objection je répondis qu'il est facile de distinguer une lésion produite pendant la vie de ces altérations cadavériques, et que l'erreur serait trop grossière pour que l'on pût me croire capable de l'avoir commise.

II. — Il me fut demandé alors si ces déchirures n'auraient pas pu être déterminées par le toucher que le docteur M... a pratiqué le lendemain de l'avortement, pour s'assurer de l'état des parties — J'avoue que cette question me surprit singulièrement, et que ce qui me surprit le plus ce fut d'entendre mon jeune confrère exprimer lui-même des craintes à ce sujet. — J'eus à combattre ses scrupules, qui me parurent aussi exagérés qu'ils étaient honorables, car je ne sache pas que jamais un simple toucher, si inhabile, je dirai plus, si maladroit qu'on le suppose, puisse déterminer de semblables dilacérations.

Qu'elles aient été produites avec les doigts, cela est possible ; mais avec les doigts saisissant les parties, y imprimant leurs ongles, afin de s'y fixer avec une certaine force, luttant enfin contre une résistance ou contre des mouvements désordonnés, soit ; mais qu'elles aient été produites par un doigt graissé, introduit doucement, méthodiquement, avec précaution, en vue d'une exploration médicale ? Jamais. Je soutiens que cela n'est pas possible.

III. — L'inventeur de l'instrument dont je n'avais pas pu m'expliquer l'usage a donné des explications sur l'emploi auquel il le destine. Il s'en sert, non pour refouler les poudres au fond du vagin, comme me l'avait dit Mlle X..., mais pour tasser de la charpie autour du col, entre les replis du vagin et le bord du spéculum, lorsqu'il veut pratiquer la cautérisation, et cela afin d'empêcher le caustique de fuser sur la muqueuse vaginale. — Je dus lui faire remarquer qu'une simple baguette, une tige quelconque, un crayon ou un manche de plume pouvant parfaitement suffire pour cela, ce n'était vraiment pas la peine d'inventer un instrument spécial, dont le besoin se faisait si peu sentir que depuis cinq années on n'en avait pas fabriqué en tout plus de quatre exemplaires, ce qui me justifiait amplement de ne pas le connaître.

Allant plus loin, l'inventeur de cet instrument (représenté en demi-grandeur sur la figure de la page 123) prétendit que sa configuration, au lieu de le rendre d'un emploi facile pour la pratique des avortements criminels, était telle qu'il ne pouvait pas être utilisé dans ces cas, comme je l'avais dit, car, d'une part on ne pourrait le faire pénétrer jusque dans la cavité utérine et de l'autre si on l'y introduisait de vive force, ce ne serait qu'en causant des déchirures qui laisseraient des traces impossibles à méconnaître. A cette assertion, toute gratuite, je n'avais qu'une réponse à faire, c'était d'offrir à mon contradicteur de lui montrer expérimentalement combien il est facile d'introduire son instrument dans une cavité utérine vide, sans causer le moindre désordre ni la plus légère déchirure. C'est ce que je fis, et je dois dire que ma proposition ne fut pas acceptée.

Certainement que la petite pelle, surajoutée à la tige de l'hystéromètre, rend son introduction un peu plus difficile; mais cette pelle n'a pas plus d'un centimètre de large sur quelques millimètres d'épaisseur et ses angles sont mousses; aussi, tout en apportant un peu de gêne dans le maniement de l'instrument, ne peut-elle, dans aucun cas, constituer un obstacle sérieux à son introduction à travers le canal cervico-utérin.

Je dirai plus, au point de vue de la pratique des avortements cette addition constitue ce qu'il serait permis d'appeler un regrettable perfectionnement de l'hystéromètre ordinaire. En effet, si ce dernier est plus facile à introduire, en raison de sa forme un peu cylindro-conique, il n'agit qu'en déchirant ou perforant les membranes, et cette déchirure peut être facilement constatée par l'expert qui est chargé d'examiner le produit de la conception lorsqu'il a pu être mis sous la main de la justice.

D'un autre côté, il suffit d'un mouvement un peu brusque pour que la tige de l'hystéromètre, si mousse et si arrondie qu'elle soit à son extrémité, vienne heurter violemment les parois de la matrice et les contondre ou les perforer. On sait les conséquences fâcheuses d'une semblable lésion pour la femme qui en est victime, en même temps que les renseignements précieux qu'elle fournit à l'expertise.

Avec la pelle en question, on a bien plus de chances d'éviter à la fois les accidents résultant de la perforation et par suite les traces accusatrices qu'elle laisse après elle. On peut en effet, avoir l'espoir d'agir sur l'œuf en le décollant, au lieu de le déchirer, et c'est à ce point de vue surtout que l'instrument dont il s'agit doit être considéré comme susceptible d'être utilisé pour provoquer un avortement criminel. Au surplus, et, tout en reconnaissant qu'on a pu s'en servir, je n'ai jamais dit que ce fût de celui-là plutôt que de tout autre dont il ait été fait usage par la personne qui a provoqué l'avortement de Mme ***. Toute la partie de la discussion qui a porté sur la manière de se servir de cet instrument était donc absolument étrangère aux faits de la cause.

IV. — On s'est demandé enfin si, dans ce cas, l'avortement, au lieu d'être provoqué par une action criminelle, n'aurait pas pu être causé par une des cautérisations auxquelles l'accusée avait l'habitude de soumettre Mme ***, pour le traitement d'une ulcération du col de la matrice.

Il est bien certain qu'en introduisant un caustique jusque dans la cavité d'un utérus gravide on déterminera l'avortement non pas seulement tout aussi bien, mais encore avec plus de certitude qu'en y introduisant un autre corps inerte quelconque. Que ce soit un crayon d'azotate d'argent? on aura l'action vulnérante de la tige solide à laquelle viendra s'ajouter l'action irritante du caustique. Que ce soit une solution? mais, puisqu'il suffit d'injecter une petite quantité d'eau pure dans la matrice pour provoquer l'avortement, le liquide caustique ne pourra pas manquer de le provoquer de même. Ainsi employée, soit avec un solide soit avec un liquide, la cautérisation n'aurait été qu'une simple manœuvre abortive tout aussi répréhensible que les autres.

Quant à la cautérisation légère, pratiquée sur la surface d'un col couvert d'ulcérations, comme il s'en rencontre si souvent dans le cours de la grossesse? nous savons, par expérience, qu'elle peut être impunément employée sans déterminer le moindre accident. Malgré cela, la prudence la plus élémentaire commandait, surtout à une personne exerçant illégalement la médecine, de s'abstenir d'y avoir recours dans de semblables circonstances. C'est pourquoi je me suis étonné que Mlle X..., que l'on disait si instruite et si expérimentée, n'ait pas su, dans les divers examens au spéculum auxquels elle a procédé, constater la présence de certains signes qui pouvaient lui permettre, sinon de reconnaître sûrement, au moins de soupçonner un commencement de grossesse et lui imposer l'obligation d'ajourner toute manœuvre imprudente.

On m'a objecté, il est vrai, que la grossesse pouvait ne pas être aussi avancée que je l'avais pensé; mais le volume de l'utérus et les dimensions de la plaie placentaire concordaient trop exactement avec mes appréciations pour qu'elles pussent être entachées d'erreur. En tout cas, le fait même de la grossesse n'a jamais été contesté et l'on sait que, même dès les premières semaines, le col prend un aspect tout spécial et une coloration violacée bien ceractéristique qui suffisent pour attirer l'attention.

Enfin, ce qui prouvait d'une façon bien péremptoire que l'avortement ne pouvait pas être attribué à une cautérisation inopportune c'est que, d'après les déclarations de l'accusée, la dernière cautérisation aurait été pratiquée le 24 juin et non le 30, tandis que tous les faits de la cause démontrent, avec une précision pour ainsi dire mathématique, que c'est à cette dernière date, du 30 juin, qu'ont été appliquées les manœuvres dont la conséquence a été de déterminer, en un très-court espace de temps, d'abord l'avortement, puis la mort de la malheureuse femme qui s'est soumise à ces manœuvres.

Me Lachaud a présenté la défense de l'accusée avec le remarquable talent qu'on lui connaît; il ne pouvait contester ni qu'il y avait eu avortement, ni que cet avortement avait causé la mort; aussi tous les efforts de son éloquente plaidoirie eurent-ils essentiellement pour but de faire naître des doutes sur l'âge que devait avoir le fœtus au moment de l'avortement. En considérant la grossesse comme moins avancée qu'elle ne l'était en réalité, il expliquait comment elle avait pu demeurer inaperçue et comment, sans la moindre intention criminelle, on avait pu déterminer l'avortement en pratiquant des cautérisations intempestives sur le col de la matrice. Quant aux lésions de la vulve et de la partie inférieure du vagin, elles pouvaient parfaitement avoir été produites par la main du médecin qui avait pratiqué le toucher, pour s'assurer de l'état des organes le lendemain même de l'avortement.

Dans cette habile argumentation il n'était pas tenu compte, comme l'on voit, ni du volume de l'utérus et des dimensions de la surface d'implantation du placenta, qui m'avaient conduit à considérer la grossesse comme étant arrivée à son troisième mois ; ni de la date de la dernière cautérisation, ni de l'impossibilité qu'il y a d'expliquer les déchirures de la vulve et du vagin par un simple toucher médical, méthodiquement pratiqué.

Sur tous ces points, comme sur ceux qui ont été concédés par la défense, les constatations médicales restent entières et les conclusions qui en ont été déduites ne se trouvent nullement atteintes par le verdict d'acquittement qu'a rendu le jury. En effet, quelle que soit la façon dont se soient répartis les douze votes des honorables citoyens, devant la sentence desquels il faut s'incliner avec tout le respect dû à la chose jugée, on ne doit pas oublier qu'ils avaient à se prononcer, non sur la réalité du crime, mais seulement sur la culpabilité de l'accusée.

Le jury n'a donc pas déclaré, et il ne pouvait pas déclarer, ni que la mort de la victime n'a pas été causée par un avortement, ni que cet avortement n'a pas été pratiqué dans les circonstances de fait établies par le rapport qu'on vient de lire; la seule chose qu'il ait déclarée, la seule qu'il pouvait déclarer, c'est que, dans sa conscience, l'accusée n'était pas coupable de cet avortement, soit qu'il ait été pratiqué par d'autres mains que les siennes, soit qu'elle l'ait provoqué, sans intention criminelle, à l'aide de manœuvres exercées intempestivement, dans un tout autre but.

Paris. — Typ. A. PARENT, rue Monsieur-le Prince, 29 31.